# 实用小儿推拿图册

主　编　张　锐
副主编　王联庆　杨　颉
编　委（以姓氏笔画为序）
　　　　于泽洋　王联庆　方泓博　杨　颉　张　利　张　锐
绘　图　方泓博　于泽洋
主　审　田常英

人民卫生出版社

图书在版编目（CIP）数据

实用小儿推拿图册/张锐主编．—北京：人民卫生
出版社，2013.12
　ISBN 978-7-117-18457-1

　Ⅰ.①实…　Ⅱ.①张…　Ⅲ.①小儿疾病－推拿－图解
Ⅳ.①R244.1-64

中国版本图书馆 CIP 数据核字（2013）第 284914 号

| 人卫社官网 | www.pmph.com | 出版物查询，在线购书 |
| 人卫医学网 | www.ipmph.com | 医学考试辅导，医学数据库服务，医学教育资源，大众健康资讯 |

## 实用小儿推拿图册

主　　编：张　锐
出版发行：人民卫生出版社（中继线 010-59780011）
地　　址：北京市朝阳区潘家园南里 19 号
邮　　编：100021
E - mail：pmph @ pmph.com
购书热线：010-59787592　010-59787584　010-65264830
印　　刷：三河市潮河印业有限公司
经　　销：新华书店
开　　本：787 × 1092　1/16　　印张：7
字　　数：179 千字
版　　次：2013 年 12 月第 1 版　2024 年 12 月第 1 版第 11 次印刷
标准书号：ISBN 978-7-117-18457-1/R·18458
定　　价：38.00 元
打击盗版举报电话：010-59787491　E-mail：WQ @ pmph.com
（凡属印装质量问题请与本社市场营销中心联系退换）

# 目　录

# 第一章
# 小儿推拿常用手法

## 第一节　小儿推拿常用基本手法

### 一、推法

推法分为直推法、分推法、合推法和旋推法。

#### （一）直推法

**定义**：术者用拇指桡侧或指面，或并拢的食、中指二指指面在穴位上做直线推动的手法，称为直推法（图1-1）。

**适用部位**：多用于手部、前臂、头颈、胸腹部等线状或面状穴位，如补脾经，补肾经，清天河水，推三关，推天柱骨，推膻中等（图1-2～图1-5）。

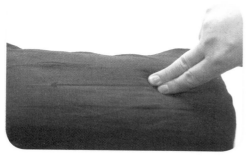

图 1-1　直推法

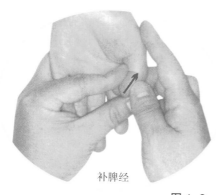

补脾经　　　　　　　　　　补肾经

图 1-2　补脾经、补肾经

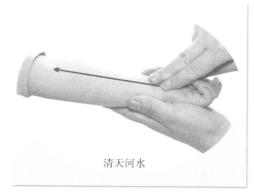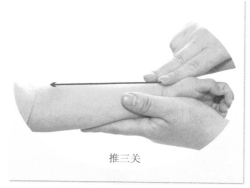

清天河水　　　　　　　　　　推三关

图 1-3　清天河水、推三关

1

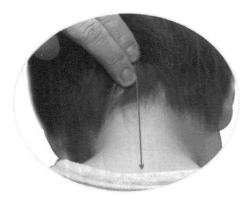

图 1-4　推天柱骨

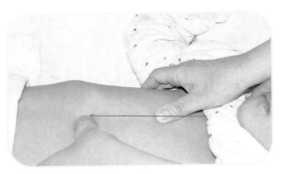

图 1-5　推膻中

**作用：**具有疏通经络和气血等作用。

**（二）分推法**

**定义：**术者用两手拇指桡侧面或指面，从穴位中央向两侧同时分开推动，或做"八"字形推动的手法，称为分推法（图 1-6）。

**适用部位：**多用于手部、头面、胸腹、背部等呈对称分布的穴位，如分阴阳，分坎宫，分腹阴阳，分推肩胛骨等（图 1-7 ~ 图 1-10）。

**作用：**具有平衡阴阳，开窍行气，调和脏腑等作用。

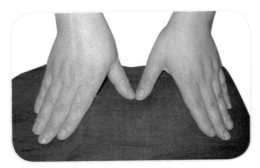

图 1-6　分法

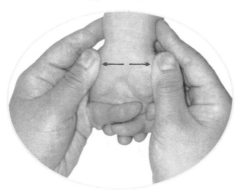

图 1-7　分阴阳

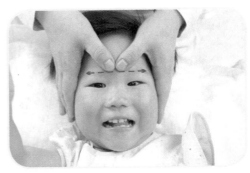

图 1-8　分坎宫

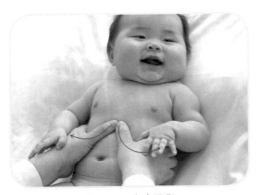

图 1-9　分腹阴阳

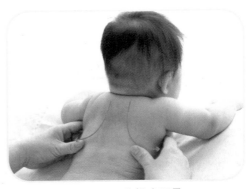

图 1-10　分推肩胛骨

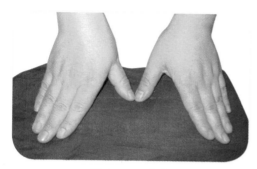

图 1-11　合法

（三）合推法

**定义**：术者用两手拇指桡侧面或指面，从穴位两侧向穴位中央同时合拢推动的手法，称为合推法（图1-11）。

**适用部位**：多用于手部、胸腹等呈对称分布的穴位，如合阴阳等（图1-12）。

**作用**：具有平衡阴阳，调和脏腑等作用。

（四）旋推法

**定义**：术者用拇指螺纹面在穴位上做顺时针或逆时针方向的旋转推动的手法，称为旋推法（图1-13）。

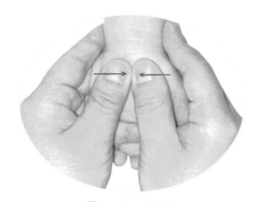

图 1-12　合阴阳

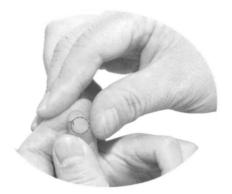

图 1-13　旋推法

**适用部位**：多用于手指的五经穴，如补脾经等。

**作用**：具有调和脏腑气血等作用。

**推法手法要领**：操作时肩肘要放松，沉肩、垂肘、悬腕，指要伸直，以前臂及肘带动手指运动，以防指劳损。动作要协调、持久、深透而富有节奏，轻而不浮，快而着实。直推法行如直线，不得歪曲，以防动了其他经。旋推法着力面要呈螺旋形，均匀接触受力面。操作频率为120～200次/分钟。

## 二、拿法

**定义**：术者以拇指与食、中二指或其余四指缓慢地对称用力，夹持、提起或同时捏揉治疗部位的手法，称为拿法（图1-14）。

**适用部位**：多用于颈项、四肢、肩部、腹部等点状穴位，如拿风池，拿列缺，拿仆参，拿肩井，拿肚角等（图1-15～图1-18）。

**作用**：具有解表发汗，开窍醒神，通经活络，镇静止痛等作用。

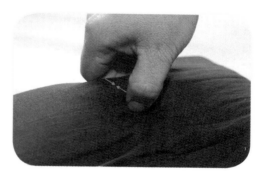

图 1-14　拿法

**手法要领**：操作时，肩臂及腕部放松，掌指协调用力，捏拿治疗部位；或逐渐用力上提，进行一松一紧的捏提动作，动作应缓慢柔和而富有节律，用力要由轻到重，再由重到轻。

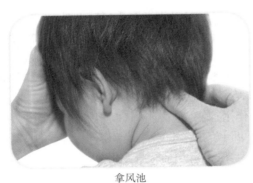

拿风池

拿列缺

图 1-15　拿风池、拿列缺

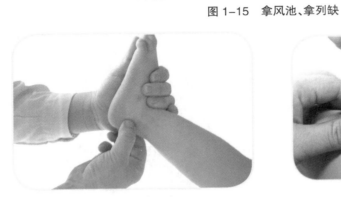

图 1-16　拿仆参

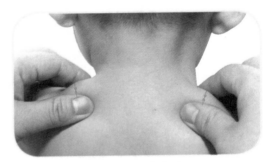

图 1-17　拿肩井

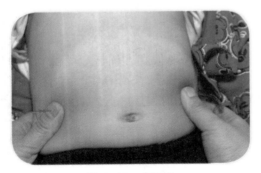

图 1-18　拿肚角

## 三、按法

**定义:**术者以拇指指端、中指指端、掌根或全掌在穴位上向下按压,一压一放反复进行的手法,称为按法(图 1-19 ~ 图 1-22)。

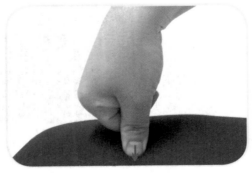

图 1-19　拇指按法

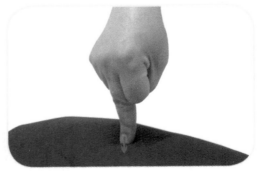

图 1-20　中指按法

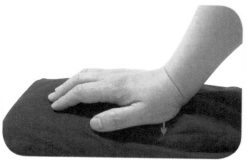

图 1-21　掌按法

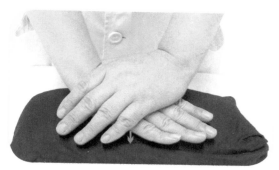

图 1-22　叠掌按法

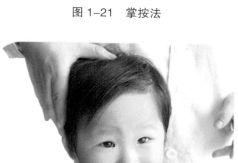

图 1-23　按百会

**适用部位：**根据受术部位及受术者个体差异选择各种按法。掌按法多用于胸腹部、腰背部及臀部等肌肉丰厚处；指按法多用于全身各部穴位，如按百会，按天突等（图 1-23、图 1-24）。

**作用：**具有通经活络，开通闭塞，散寒止痛，矫正脊柱畸形等作用。

**手法要领：**按法的方向应与治疗面相垂直，用力要沉稳着实，要由轻而重，由浅入深。不可突施暴力猛然按压。按压后多施以揉法，以缓解局部不适。

## 四、摩法

**定义：**术者以食、中、无名、小指指面或全掌或大鱼际肌腹，着力于治疗部位，做有节奏的环形平移旋转摩擦动作的手法，称为摩法（图 1-25）。

**适用部位：**指摩法适用于面积较小的部位操作，如头面部；掌摩法适用于面积较大的部位操作，如胸腹部（图 1-26）。

**作用：**具有理气活血，消肿止痛，消积导滞，健脾温中等作用。

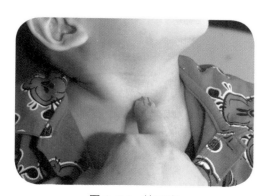

图 1-24　按天突

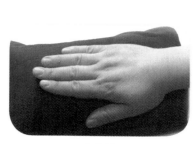

全掌摩

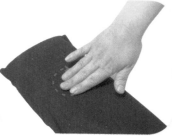

三指摩

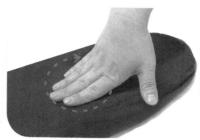

四指摩

图 1-25　摩法

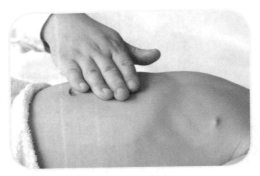

图 1-26　摩腹

**手法要领**：操作时，仅与皮肤表面发生摩擦，不应带动皮下组织，做圆形摩动时，四周均匀着力，不要一边轻一边重。操作频率一般为100～160周/分钟。指摩法动作应较轻快，一般适宜于面积较小的部位操作；掌摩法应稍缓重，一般适宜于面积较大的部位操作。根据病情与体质、手法的补泻作用，掌握好摩法的轻重缓急及顺时针或逆时针方向。

## 五、揉法

**定义**：术者以中指、食指、拇指指面，或掌、掌根、大鱼际、小鱼际等部位，着力于治疗部位，带动受术皮肤一起做轻柔缓和的顺时针或逆时针方向的旋转揉动，使皮下组织层之间产生内摩擦的手法，称为揉法（图1-27～图1-29）。

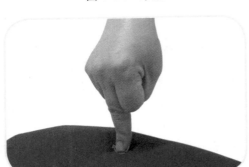

图 1-27　中指揉法

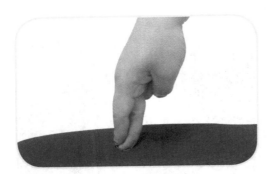

图 1-28　叠指揉法

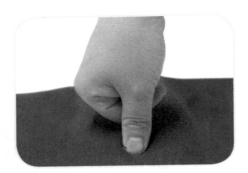

图 1-29　拇指揉法

**适用部位**：适用于全身的穴位及部位，如揉小天心，揉脐等（图1-30～图1-32）。

**作用**：具有调和阴阳气血，开通脏腑闭塞，理气消积，祛风散热，舒筋活络，消肿止痛等作用。

**手法要领**：操作时，平稳着实，富有节奏，力达渗透（用力均匀，术者施术部位勿离开受术皮肤，使该处的皮下组织随手的揉动而动，用力要准而深透）。操作频率为100～200次/分钟。

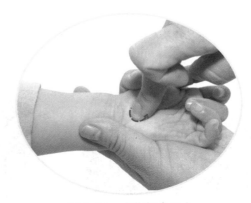

图 1-30　中指揉小天心

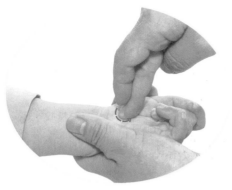

图 1-31　食中指揉小天心

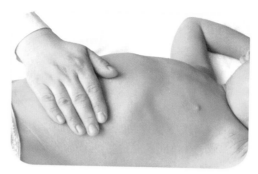

图 1-32　揉脐

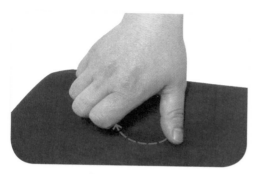

图 1-33　运法

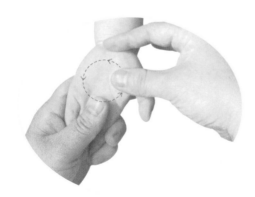

图 1-34　逆运内八卦

### 六、运法

**定义**：术者以拇指或食、中指指面着力，在经穴之间由此及彼地做弧形或环形周而复始推摩运动的手法，称为运法（图 1-33）。

**适用部位**：适用于头、面、手、腹部的线状或面状穴，也可用于点状穴，如运八卦、运太阳等（图 1-34、图 1-35）。

**作用**：具有流畅气血，宣通经络的作用。

**手法要领**：操作时，指面要紧贴体表，不应带动皮下组织，力与速度要均匀，宜轻不宜重，宜缓不宜急，作用力较推法和摩法轻而缓慢，是最轻的一种小儿推拿手法。运动方向常与补泻作用有关，需视病情而定。操作频率为80～120 次 / 分钟。

### 七、掐法

**定义**：术者以拇指指甲垂直向下按压治疗部位或穴位的一种强刺激手法，称为掐法（图1-36）。

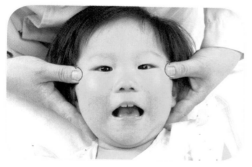

图 1-35　运太阳

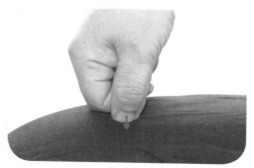

图 1-36　掐法

适用部位:适用于头面、手足等部位的点状穴位,如掐人中,掐十宣,掐老龙等(图1-37~图1-39)。

作用:常用于急救,具有通关开窍,定惊醒神的作用。

手法要领:操作时,拇指指甲垂直着力于治疗面,平稳用力,逐渐加压,掐后加揉法,以缓解不适之感,急救时宜用重力掐按,一般次数掌握在3~5次,或中病即止,不宜反复长时间使用,注意不要掐破皮肤。

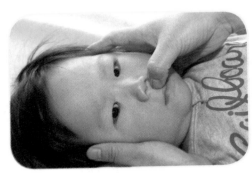

图1-37 掐人中

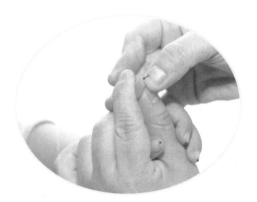

图1-38 掐十宣

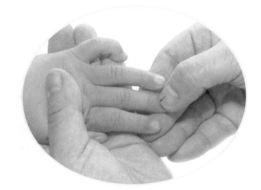

图1-39 掐老龙

## 八、捣法

定义:术者以中指指端或屈曲的食、中指近侧指间关节突起部为着力点叩击穴位的手法,称为捣法(图1-40)。

适用部位:适用于四肢的点状穴位,如捣小天心等(图1-41)。

作用:具有疏通经络,镇静安神,化痰镇惊等作用。

手法要领:操作时要用弹力垂直叩击穴位,击后迅速抬起,力度由轻而重,平稳而有节奏,切忌使用暴力。

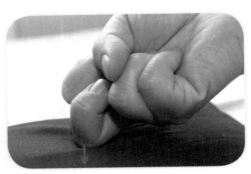

图1-40 捣法

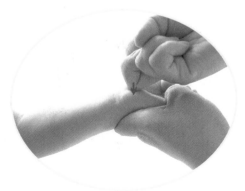

图1-41 捣小天心

## 九、捏法

**定义**：术者以拇指与屈曲成弓状的食指中节桡侧面着力或拇指和食、中指指面着力,将治疗部位的皮肤夹持、提起,并双手交替向前捻动的一种手法,称为捏法。用拇指与食指着力者称二指捏法,用拇指和食、中指着力者称三指捏法(图 1-42)。

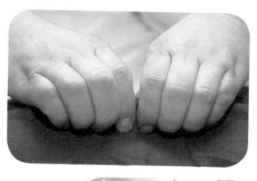
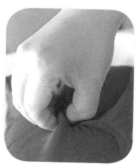
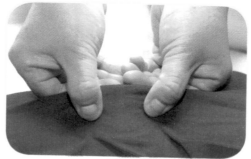

图 1-42　捏法

**适用部位**：主要用于背部,如捏脊疗法(图 1-43、图 1-44)。

**作用**：具有调和阴阳气血,畅通经络,开瘀散结,调和脏腑,健脾和胃,培补元气,强身健体等作用。

**手法要领**：操作时可先捏肌肤,次提拿,再捻动,后推动,两手交替向前,随捏、随拿、随起、随放,行如直线,不可歪斜。提捏皮肤厚度要适中,过多则手法不易向前捻动推进,过少则易滑脱停滞不前,速度要均匀,动作连贯而富有节奏。

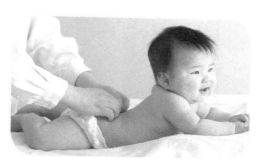

图 1-43　捏脊法 1

## 十、挤捏法

**定义**：术者以双手拇、食四指在选定部位或穴位上向中心方向快速用力,一挤一松,反复操作,致使局部皮肤变为红色或紫红色,甚至紫黑色为度,称为挤捏法。

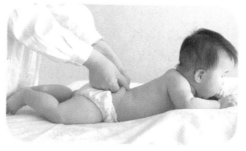

图 1-44　捏脊法 2

适用部位：适用于头面、颈项、腰背、腹部等部位，如挤捏大椎，挤捏神阙等（图1-45、图1-46）。

作用：具有开瘀散结，舒筋活血的作用。

手法要领：两手捏住的皮肤要着实，四指相对，均匀用力，挤出的红斑呈菱形。动作要协调，速度宜快，松紧相兼。

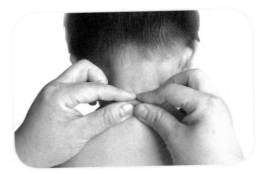

图1-45 挤捏大椎

## 十一、擦法

定义：术者以手掌面、指面、大鱼际或小鱼际着力于治疗部位上进行直线往返移动摩擦的手法，称为擦法（图1-47）。

适用部位：适用于全身各部位，如擦背部等（图1-48）。

作用：具有宽胸利气，温经止痛，祛风散寒，行气活血，消肿散结，舒筋通络等作用。

手法要领：操作时应沿直线来回摩擦，不可歪斜。着力面要贴紧皮肤，用力均匀适中，压力不可过大，动作连贯而有节奏，频率为80～120次/分钟。推擦的距离尽量拉长，操作次数不宜太多，一般以局部透热为度。适量使用介质，以防止皮肤擦伤。

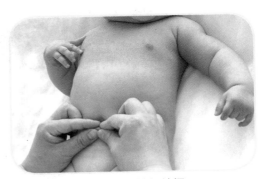

图1-46 挤捏神阙

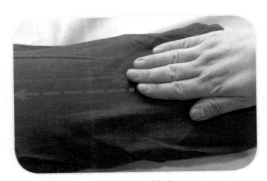

图1-47 擦法

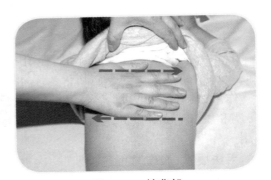

图1-48 擦背部

## 十二、搓法

定义：术者以双手掌相对用力，夹持一定部位做快速来回搓揉，并同时做上下往返移动的手法，称为搓法（图1-49）。

适用部位：多用于四肢、胁肋部，如搓上肢，按弦走搓摩。

作用：具有疏通经络，理顺组织，行气活血，放松肌肉等作用。

手法要领：操作时双手掌面对称用力，夹持肢体不宜过紧，以能搓动肢体为度。双手搓动的频率要快，上下移动的速度要慢，整个动作要"快搓慢移"。一般作为治疗的结束手法，操作1～2遍。

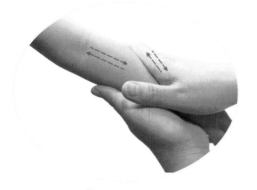

图 1-49 搓法

### 十三、捻法

**定义**：术者以拇指和食指夹持住受术者的指、趾等部位，做对称搓揉的手法，称为捻法（图 1-50）。

**适用部位**：适用于手指、脚趾及指（趾）间关节。

**作用**：具有滑利关节，消肿止痛，理筋通络，祛风活血等作用。

**手法要领**：操作时拇、食指相对用力，动作灵活，配合默契，用力均匀适度，做到快捻慢移。

### 十四、摇法

**定义**：沿关节运动轴的方向，在摇动区位间进行的使肢体关节屈伸、展收、旋转及环转等被动运动的手法，称为摇法（图 1-51）。

**适用部位**：适用于人体各关节，如摇腕关节，摇踝关节等。

**作用**：具有舒筋解痉，滑利关节，恢复关节运动功能的作用。

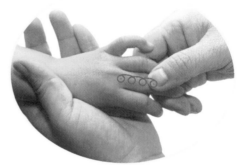

图 1-50 捻法

**手法要领**：操作时双手配合协调，摇动的幅度要由小到大，摇动的范围要在允许的摇动区位内进行，操作之前可先行软组织的放松手法。

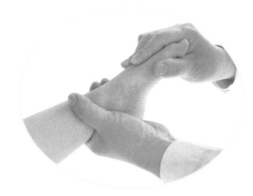

图 1-51 摇法

### 十五、拍法

**定义**：术者以虚掌拍打体表的手法，称为拍法（图 1-52）。

**适用部位**：主要用于肩背、腰骶、臀部及下肢等部位，如拍背部等（图 1-53）。

**作用**：具有调和气血，宽胸利气，活血化瘀，解痉止痛，消除肌肉疲劳的作用。

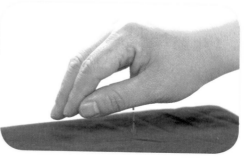

图 1-52 拍法

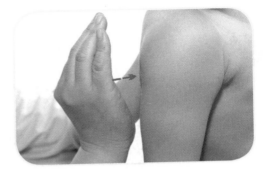

图 1-53　拍背

**手法要领**：操作时手指自然并拢，掌指关节微屈，用虚掌以一种富有弹性的巧劲拍打治疗部位，随即弹起，动作平稳而有节奏，与体表接触的面积为整个手掌的边缘，使刺激量深透而患者无局部皮肤刺痛感。

# 第二节　小儿推拿常用复式手法

## 一、黄蜂入洞法

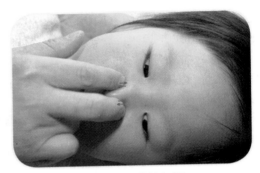

图 1-54　黄蜂入洞

**位置**：在鼻梁及鼻翼的两侧。

**操作**：术者一手扶小儿头，另一手食、中指分开，紧贴穴位上、下揉动。注意：食、中两指端夹住鼻翼根部后固定按住，以两指端内侧可触及骨骼的边缘处为准（图 1-54）。20~50 次。

**作用**：解表发汗，通鼻息。治：感冒，鼻塞，流涕，呼吸不畅，鼻息肉，急、慢性鼻炎。

## 二、猿猴摘果法

**位置**：两耳尖及两耳垂。

**操作**：术者以双手食、中指侧面分别夹住小儿两耳尖向上提，再捏两耳垂向下牵拉，如猿猴摘果之状（图 1-55）。向上、向下各 10~20 次。

**作用**：镇惊安神，健脾行气，化痰消积。治：惊悸不安，寒热往来，疟疾，食积，痰痞。

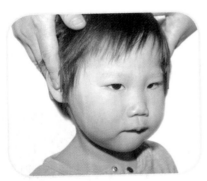
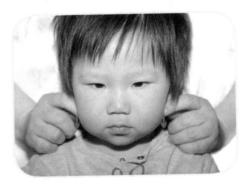

图 1-55　猿猴摘果

## 三、水底捞明月法

**位置**：在小指掌面至手心处。

操作：术者以拇指自小儿小指尖起推运，经小横纹、小天心、坎宫推至内劳宫，入内劳宫手轻拂起，如捞明月之状。水底是指小指边，明月是指掌心内劳宫穴（图1-56）。10～30次。

**作用**：清热凉血。治：高热神昏，烦躁不安，口渴，鼻出血等实热病证。

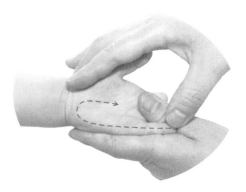

图1-56 水底捞明月

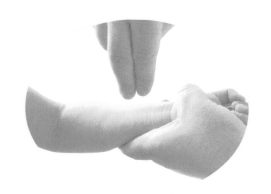

图1-57 打马过天河

### 四、打马过天河法

**位置**：自掌心至洪池穴。

**操作**：术者先以右手中指运内劳宫，再以食、中二指的指端（可蘸凉水），自总筋穴起，经内关、间使循天河水向上弹打至洪池穴（曲泽穴）（图1-57）。10～30次。

**作用**：清热泻火，通经活络。治：高热，神昏，上肢麻木。

### 五、苍龙摆尾法

**位置**：手及肘部。

**操作**：术者以左手托小儿左肘关节尺骨鹰嘴处，右手握小儿食、中、无名指，左右摆动，如苍龙摆尾之状（图1-58）。20～30次。

**作用**：清热，开胸，通便。治：发热，胸闷，烦躁，便秘等。

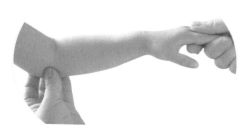

图1-58 苍龙摆尾

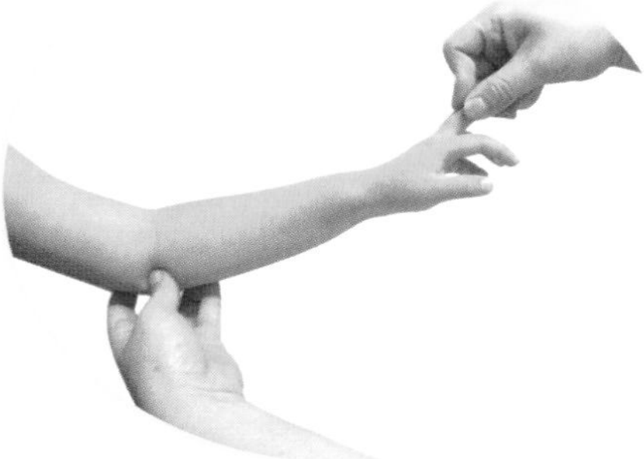

### 六、赤凤点头法

**位置**：五指及肘部。

**操作**：术者以左手托小儿左肘关节尺骨鹰嘴处，右手依次拿小儿五指，上下摇动，如赤凤点头之状（图1-59）。20～30次。

**作用**：消胀定喘，补血宁心。治：疳积，胸闷咳喘，惊惕不安等。

图1-59 赤凤点头

## 七、开璇玑法

**位置：**胸、腹部。璇玑穴在天突下 1 寸，胸骨柄中央。

**操作：**包括四个步骤：①自璇玑穴开始，沿肋间隙自上而下向左右两旁分推；②自鸠尾向下直推至脐；③摩腹或分腹阴阳或由脐向左右两旁分推；④由脐向下直推至小腹（图 1-60）。开胸 3～5 次，开璇玑 50～100 次。

**作用：**宣通气机，止咳化痰，降逆止呕，消食止泻。治：气急，胸闷，痰喘，呃逆，呕吐，积食，胸腹胀满，腹泻。

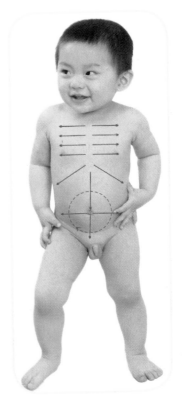

图 1-60　开璇玑法

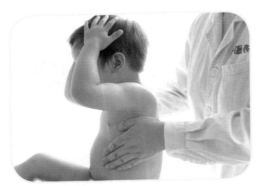

图 1-61　按弦走搓摩法

## 八、按弦走搓摩法

**位置：**胸胁部。

**操作：**令人将小儿抱于怀中，并使其两上肢抬起，较大的小儿可坐立，最好使其双手交叉搭在两肩上。术者两手五指并拢，从小儿两腋下沿胸胁自上向下搓摩至肚角处（图 1-61）。50～100 次。

**作用：**顺气化痰，消积散结。治：咳嗽痰滞，胸闷气促，腹胀食少等。

# 第二章
# 小儿推拿常用穴位

## 第一节 手臂部穴位

小儿常见手臂部穴位(图 2-1)。

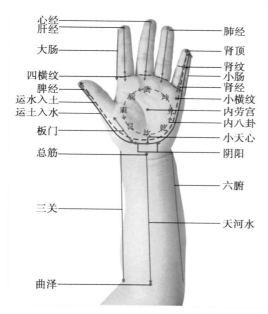
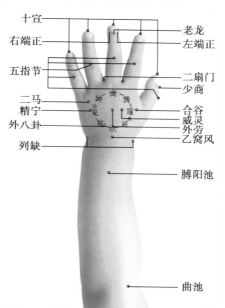

图 2-1

### 一、脾经(脾土)

**位置:**①在拇指桡侧缘末节,自指尖至指间关节横纹处(用于直推法补脾经);②在拇指桡侧缘自指尖至指根(用于直推法清补脾经);③在拇指的螺旋面(用于旋推法补脾经)。

**操作:**术者用左手的无名指和小指夹住小儿手,食指和拇指捏住小儿拇指,用右手拇指推之。①直推法:将小儿拇指屈曲,自指尖推至指间关节横纹处,称补脾经(或补脾土);②将小儿拇指伸直,自指根至指尖来回推,称清脾经(或清补

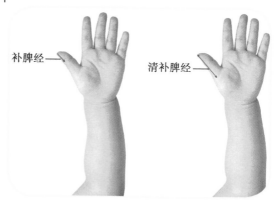

图 2-2

脾经);③旋推法:拇指面旋推,顺时针方向为补,逆时针方向为泻(图 2-2~图 2-5)。一般用300~500 次。

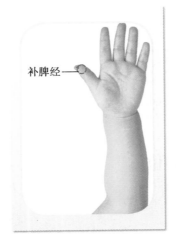

补脾经——

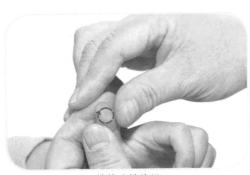

旋推法补脾经

图2-3

**作用:** 脾为后天之本,补之可补虚扶弱,补血生肌,进饮食,化痰涎,助消化,止泻痢;清之可清热利湿,消食化积。

**主治:** 食欲不振、呕吐、泄泻、疳积、痢疾、惊厥、黄疸、湿痰、痿证、疹、痘不出、改变面色等。

**配穴:**

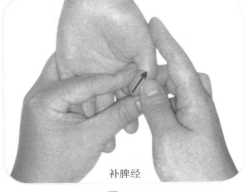

补脾经

图2-4

1. 补脾经配推三关、揉小天心——能助气和血通经络,用于改变面色,促使疹痘透发。

2. 补脾经配推三关、拿列缺——能引热下行,改善下肢皮温,改变肌肉萎缩。

3. 补脾经配推三关、补肾经——增强下肢骨力。

4. 补脾经配揉乙窝风——能温中和胃,进饮食,除湿痰,治疗寒湿泻。

5. 推脾经配推大肠——能健脾,固肠涩便,治疗一切泄泻。

6. 补脾经配补肾经、逆运内八卦——能助肾阳,治疗肾虚泻、黎明泻、大便色绿或黏或泻物不化。

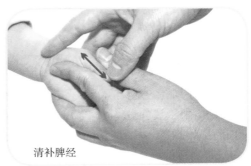

清补脾经

图2-5

7. 清脾经配揉小天心——能清热利尿,化痰涎,治疗湿热熏蒸、皮肤发黄、身热不畅、恶心、呕吐、热泻下痢等。

8. 补脾经配清天河水——能利小便。

**说明:** 经实验证明:推补脾经有以下作用:①对胃蠕动有促进作用;②可使胃液的酸度增高;③可使胃蛋白酶分泌增加;④对淀粉酶作用不明显。

## 二、肝经（肝木）

**位置：** 在食指掌面。

**操作：** 将小儿的食指面向上，夹入术者左手虎口内，右手拇指推之。由指根推向指尖，称为清肝经（或称平肝或泻肝）；由指尖推向指根，称为补肝经（图 2-6 ～图 2-8）。一般 100 ～ 500 次。

**作用：** 开郁，除烦，平肝胆之火，息风镇惊。

**主治：** 目赤，昏闭，烦躁不安，惊风抽搐，口苦咽干。

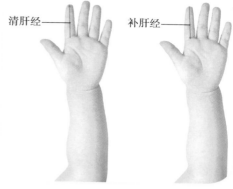

图 2-6

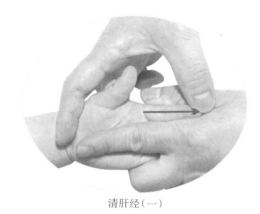

清肝经（一）

图 2-7

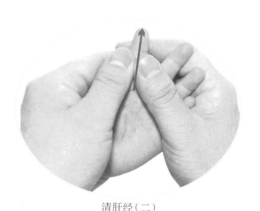

清肝经（二）

图 2-8

**说明：** 肝经一般用清法，不用补法，若肝虚应补时，则用补肾经代之，为滋肾养肝法。因肾为肝之母，补肾即补肝。如肝实或不采用本穴，可用泻心火，或用清天河水、清小肠穴代之，因肝为心之母，实则泻其子，心与小肠相表里。

## 三、心经（心火）

**位置：** 在中指掌面。

**操作：** 将小儿的中指面向上，夹入术者左手虎口内，右手拇指推之。由指根推向指尖，称为清心经；由指尖推向指根，称为补心经（图 2-9 ～图 2-11）。100 ～ 500 次。

**作用：** 清热，泻心火，补益心血，养心安神。

**主治：** 小便不利，口舌生疮，目赤，五心烦热，惊惕不安。

**说明：** 心经一般用泻法，不用补法，因心火不能妄动。若心气虚或不采用本穴，可用清天河水穴代之。如患儿高热并见两颧腮部色赤尤甚，为火来烁金，可有剧咳发作，应采用泻法，推 1 ～ 2 次后，多见两颧腮色赤消退，对剧咳也可缓解。但对患有肺结核病的两颧腮色赤者，用之无效。

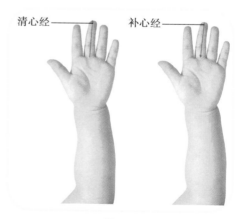

图 2-9

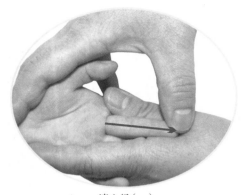

清心经（一）

图 2-10

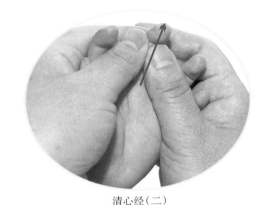

清心经（二）

图 2-11

## 四、肺经（肺金）

**位置：**在无名指掌面。

**操作：**将小儿的无名指指面向上，夹入术者左手虎口内，右手拇指推之。由指根推向指尖或来回推称为清肺经；由指尖推向指根，称为补肺经（图 2-12 ～图 2-15）。100 ～ 500 次。

**作用：**宣肺止咳，顺气化痰，疏风解表，清热通便。

**主治：**感冒，发热，咳喘，肺炎，肺虚，自汗，盗汗，便结等症。

**配穴：**

1. 清肺经配逆运内八卦——可止咳化痰，宽胸利膈，治疗肺炎、支气管炎、咳喘症等。

2. 清肺经配黄蜂入洞、清板门——可通鼻息，清肺经、胃经之热，治疗鼻塞、流涕、鼻腔色赤及干燥等。

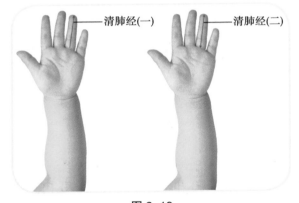

图 2-12

3. 清肺经配退六腑，揉膊阳池——可行气通滞、润燥通便，治疗大便秘结、里急后重等。

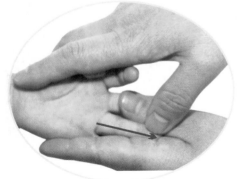

清肺经（一）

图 2-13

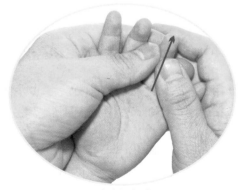

清肺经（二）

图 2-14

4. 清肺经配退六腑——有清热凉血作用,治疗牙龈肿痛、无名肿毒、疮疖红肿期(化脓期无效)。

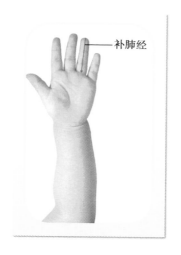

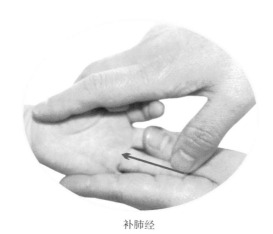

补肺经

图 2-15

**说明:**肺经一般用清法或泻法,不用补法。小儿慢性腹泻、虚寒泻,应用本穴时应慎重,推清本穴时间要少,或不取本穴,用之不当,多见腹泻加剧;如患急症需用本穴时,可推清本穴 1~2 次,待症见缓解后,应停用。自汗、盗汗及脱肛可用补法,对肺风喘急等症,禁用补法。

## 五、肾经(肾水)

**位置:**在小指掌面,自指尖至指根成一直线。

**操作:**将小儿的小指面向上,夹入术者左手虎口内,右手拇指由小儿小指指尖推至指根,称补肾经(图 2-16、图 2-17)。100~500 次。

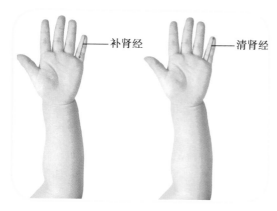

补肾经　　　　　　　清肾经

图 2-16

**作用:**肾为先天之本,补肾经可补肾益脑,益气助神,纳气定喘,温下元,止虚火等。

**主治:**五更泻,遗尿,尿频,肾虚咳喘,惊风,癫痫,牙痛,骨软无力,先天不足。

**配穴:**

1. 补肾经配清板门——有滋阴清热作用,用于感冒尤其是朝轻暮重或手足心热或外感在 3 天之后者效果显著。

2. 补肾经配揉二人上马——有滋阴潜阳之功,治疗高热不退有效,亦能生津,对口唇干裂喜饮、皮肤干瘪、尿少、尿闭者有效。

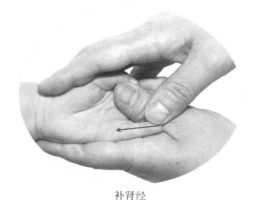

补肾经

图 2-17

3.补肾经配拿列缺——能滋阴降逆,治疗头痛、头晕。

4.补肾经配清天河水——有助肾阳、泻心火、除烦止惊利尿等作用,治疗口疮、舌赤、痰黏吐不出、夜间烦躁不宁、口干、口渴,小便少,水泻等。

5.补肾经配补小肠、清天河水——能利尿,泻心火,治疗水泻、少尿、口疮。

## 六、大肠

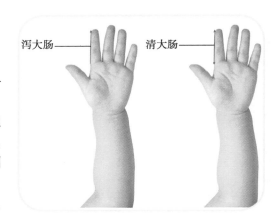

图 2-18

**位置:** 在食指桡侧缘,自指尖至指根成一直线。

**操作:** 将小儿食指固定于术者左手虎口内,以右手拇指外侧缘推之。自指尖推向指根称补大肠,自指根推向指尖称泻大肠,来回推称清大肠(图2-18 ~ 图2-21)。100 ~ 500 次。

**作用:** 补之固肠涩便,泻之清利脏腑之湿热,平补平泻导积滞。

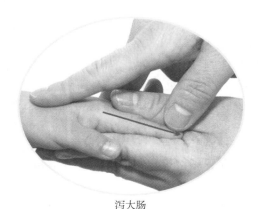

泻大肠

图 2-19

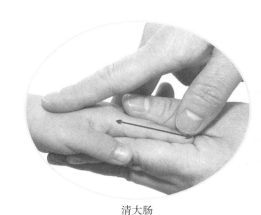

清大肠

图 2-20

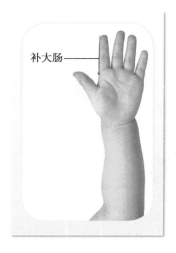

补大肠

图 2-21

**主治**：积食、口疮、痢疾、泄泻、肛门红肿、脱肛、翻肛、便秘。

**配穴**：

1. 补大肠配补脾经、揉外劳宫、运八卦、清四横纹——治疗脾虚泻。
2. 泻大肠配清脾土、揉小天心、运八卦、清四横纹、利小肠、清天河水——治疗水泻。
3. 清大肠配分阴阳、运八卦、清四横纹、退六腑、清天河水——治疗痢疾、发热、里急后重。
4. 清大肠配分阴阳、清肺经、退六腑、推下七节骨——治疗便秘。
5. 泻大肠配退六腑——治疗下牙龈肿痛（下牙龈属大肠经）。

**说明**：大肠有固肠涩便之功，但水泻（即湿热泻）时，应以利尿为主，推大肠时先用泻法、清法，等尿多后再用补法；里急后重时先用泻大肠，症状缓解后改为清大肠或补大肠。虚证、脱肛者要用补法；翻肛、肛门红肿、便秘者用泻法或清法。

## 七、小肠

**位置**：在小指尺侧缘，自指根至指尖成一直线。

**操作**：患儿立掌，术者以拇指和其余四指相对，侧握小儿四指，使其小指尺侧面暴露，再以右手拇指推之，自指根推向指尖，称清小肠（或称利小肠或推小肠）（图2-22、图2-23）。一般100～500次，若单独推小肠，可推1000次（如无小便时用）。

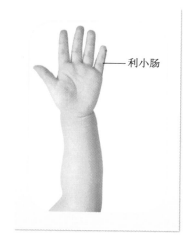
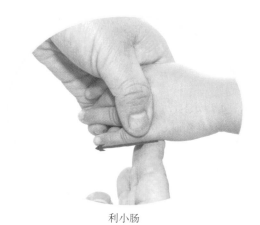

利小肠

图 2-22

**作用**：分别清浊，泻热利尿。

**主治**：水泻无小便、尿频、尿闭、尿少、口疮、伸舌、弄舌、木舌、口唇裂、尿道炎。

**配穴**：

1. 利小肠配清天河水——治疗水泻、无尿。若效果不佳可配推箕门、补脾经。
2. 利小肠配推箕门、拨龙头（压膀胱）——治疗尿潴留。
3. 利小肠配揉小天心、揉总筋、清天河水、清四横纹——治疗口舌生疮。
4. 利小肠配补脾经、运八卦、清大肠——治疗腹泻。

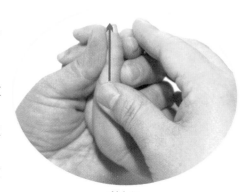

利小肠

图 2-23

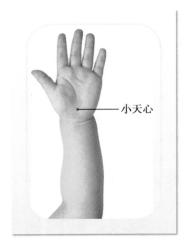

小天心

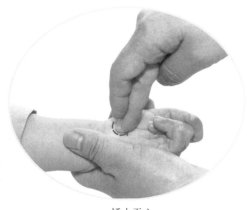

揉小天心

图 2-24

## 八、小天心（鱼际交）

**位置：**在手掌根正中处，大、小鱼际之间凹陷中，阴阳池交界处。

**操作：**令小儿掌心向上，用中指、拇指端揉之或用拇指甲掐之，或右手半握拳用食、中指第一、第二节背面捣之（图2-24～图2-26）。揉100～500次；掐3～5次；捣5～20次。

**作用：**通窍散结，畅通经络，安神镇惊，清热利尿，明目，矫正筋脉的拘急或偏胜。

**主治：**感冒发热，神昏，烦躁不安，惊风，抽搐，癫痫，失眠，夜啼，一切眼疾，小便不利，疹痘欲出不透，解颅等症。

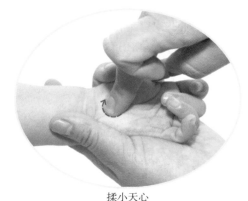

揉小天心

图 2-25

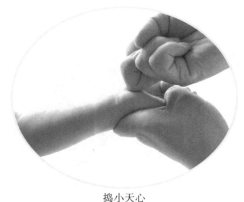

捣小天心

图 2-26

**配穴：**

1. 揉小天心配分阴阳、补肾经、清天河水——有镇惊、镇静作用，治疗烦躁不安、睡眠不宁、惊哭惊叫和夜游症等。

2. 揉小天心配揉乙窝风——有透表发汗之功及通阳解肌润肤之能，治疗外感及硬皮症。

3. 揉小天心配揉二马、清天河水——有清热泻火利尿作用，治疗尿频、尿急、尿痛、水泻。

4. 揉小天心配补脾经、推三关——有助气和血作用，治疗疹痘不出或出不透，能改变面色。

5. 揉小天心配揉肾顶——有镇惊、收敛作用，治疗解颅、自汗、盗汗。

## 九、阴阳

**位置**:在手掌根部,小天心穴的两侧,拇指侧为阳池穴,小指侧为阴池穴。

**操作**:术者以两手拇指自小天心穴向两侧分推,称分阴阳;自小天心两侧的阴池穴、阳池穴向小天心穴合推,称合阴阳(图2-27~图2-29)。100~300次。

**作用**:分阴阳有调和脏腑,平衡阴阳的作用;合阴阳有利痰散结的作用。

**主治**:感冒发热、寒热往来、红白痢疾、肠炎、惊风、抽搐、泄泻、呕吐、黄疸;痰涎壅盛、胸闷咳喘。

**配穴**:

1.分阴阳配补脾经——治疗脾虚证。

2.分阴阳配揉小天心、补肾经、揉二马、掐五指节——治疗惊证。

3.合阴阳配揉肾纹、清天河水——有散结、清热、行痰、化痰等作用,治疗痰结喘嗽及胸闷等。

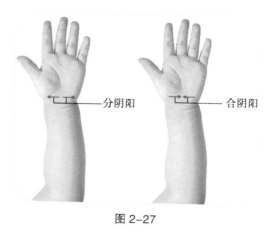

图 2-27

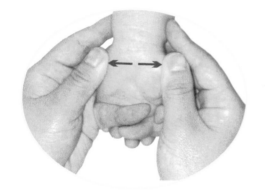

分阴阳
图 2-28

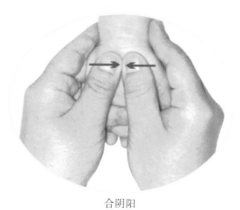

合阴阳
图 2-29

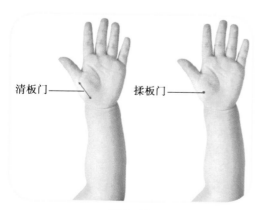

图 2-30

## 十、板门

**位置**:在拇指下,手掌大鱼际平面。

**操作**:使小儿大鱼际暴露,术者用右手拇指来回推之称清板门;以指端在大鱼际平面的中点做揉法,称揉板门(图2-30~图2-32)。100~500次。

**作用**:清热凉血,止血除烦,消食化积,具有升降之功。

23

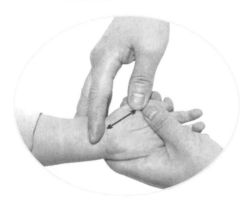

清板门

图 2-31

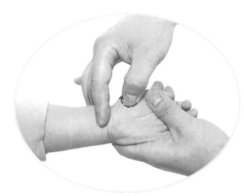

揉板门

图 2-32

**主治**:食欲不振、呕吐、泄泻、感冒发热、高热不退、阴虚内热、疹痘潮热不退或疹痘后低热、烦躁不安、口臭、鼻出血、鼻腔炎、上牙龈红肿、光面舌、苔厚等。

**配穴**:

1. 清板门配退六腑——治疗上牙龈肿痛(上齿龈属胃经)。

2. 清板门配逆运内八卦、清脾经——能清胃热,调节胃的功能状态而治疗呕吐、食欲不振。

3. 清板门配揉小天心、揉乙窝风、补肾经——治疗外感、阴虚内热等。

4. 清板门配补脾经——能助消化、进饮食,治疗食欲不振。

## 十一、内劳宫

**位置**:在掌心中央。

**操作**:用拇指或中指端掐揉之,称掐揉内劳宫;以中指端点患儿手掌中心处,微用力后迅速抬起,称点内劳宫;在掌心中滴几滴凉水,以指端逆运内劳宫,或从小指掌面运到掌心,称运内劳宫或水底捞明月(图2-33、图2-34)。揉100～300次,运10～30次,掐3～5次。

**作用**:清热除烦,泻心火。

**主治**:一切热证,发热,口渴,心烦不宁,睡眠不宁,口疮,目赤,小便不利。

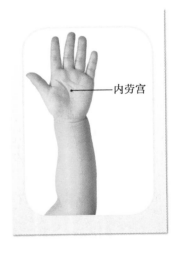

内劳宫

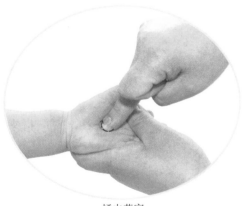

揉内劳宫

图 2-33

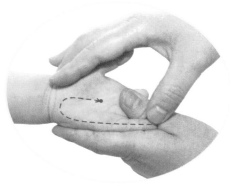

水底捞明月

图 2-34

## 十二、内八卦（内八方）

**位置：**在手掌内。取法：以左手为例，掌根在上为北，以内劳宫为圆心，以内劳宫到中指根横纹的 2/3 处为半径画圆，内八卦即分布在该圆上。

**操作：**术者左手托小儿四指，使掌心向上，右手以拇指外侧缘在穴上推运，顺时针方向推运称顺运内八卦；逆时针方向推运称逆运内八卦（图 2-35）。操作时应盖住或轻运离宫。100～300 次。

**作用：**开胸化痰，利气利膈，消食除胀。

**主治：**咳嗽痰喘，呕吐，食积，食欲不振，腹泻，腹胀，烦躁不安等。

**配穴：**

1. 逆运内八卦配清四横纹、揉合谷——有和中健胃、消食积、进饮食的作用，治疗呕吐、食欲不振。

2. 运内八卦配补脾经、揉乙窝风——有温中助消化的作用，治疗脾胃虚寒证。

3. 逆运内八卦配清肺经——有开胸化痰止咳的作用，治疗咳喘、痰多、便秘。

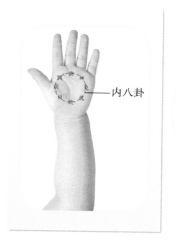

内八卦

图 2-35

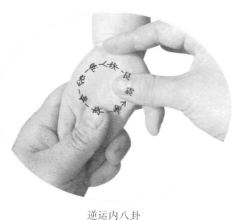

逆运内八卦

## 十三、四横纹（南派又称小横纹）

**位置：**在手掌面第二至第五指根部横纹处，即指掌交界处。

**操作：**使小儿掌心向上，用拇指桡侧缘从食、中、无名、小指根横纹逐个来回推之或掐之，称清四横纹（推四横纹）或掐四横纹；推四横纹亦可用拇指在四指根部横纹处左右来回横擦（图 2-36）。每个横纹推 50～200 次

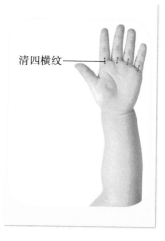

清四横纹

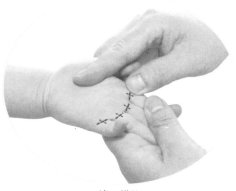

清四横纹

图 2-36

（独穴需用800次）或掐5~8次。

**作用:**调中行气,和气血,消胀满,退热除烦,散瘀结,引脏腑之热外行。

**主治:**腹胀,口疮,唇裂,伤食,疳积,食欲不振等。

**配穴:**

1. 推四横纹配补脾经、逆运内八卦——治疗腹胀、呕吐、腹泻。

2. 推四横纹配揉小天心、揉小横纹、揉总筋——治疗所有口疮。

3. 推四横纹配足三里——治疗腹胀。

**说明:**四横纹为本派常用穴之一,常用于消腹胀,治口疮,尤其以治疗上下唇的溃疡面效果好。

### 十四、小横纹（南派又称掌小横纹）

**位置:**在掌面小指根横纹之下,掌横纹之上的高起部位。

**操作:**令小儿掌心向上,术者以右手中指揉之,称揉小横纹（图2-37）。100~500次。

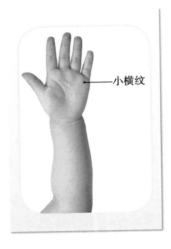

小横纹

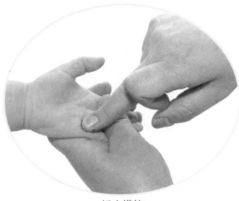

揉小横纹

**作用:**清热散结,宣肺止咳化痰。

**主治:**一切咳喘证,口舌生疮。

**配穴:**揉小横纹配揉小天心、清肺经、补脾经、逆运内八卦——治疗咳喘,消湿性啰音。

**说明:**本穴对呼吸系统疾病效果好。

图2-37

### 十五、肾顶

**位置:**在小指掌面末端处。

**操作:**术者以左手虎口夹住小儿小指,右手中指指面揉之,称揉肾顶（图2-38）。100~500次。

**作用:**收敛元气,固表止汗。

**主治:**自汗,盗汗,解颅、水疝等。

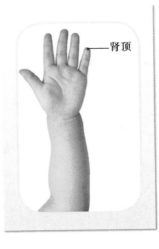

肾顶

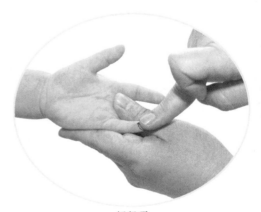

揉肾顶

图2-38

配穴：

1. 揉肾顶配揉小天心、补肾经、揉二马——治疗盗汗。

2. 揉肾顶配补脾经、推三关——治疗自汗、水疝等。

## 十六、肾纹

**位置：** 小指掌面末节横纹处。

**操作：** 术者以左手虎口夹住小儿小指，右手中指指面揉之，称揉肾纹（图2-39）。100～500次。

**作用：** 散瘀热，引内热外行。

**主治：** 目赤，热毒内陷，内热外寒，高热手足凉等。

配穴：

1. 揉肾纹配揉小天心、揉总筋、清天河水——治疗口疮。

2. 揉肾纹配揉小天心、补肾经、揉总筋、大清天河水——治疗眼疾、高热。

3. 揉肾纹配揉小天心、补脾经、推三关——治疗疹痘不出或欲出不透。

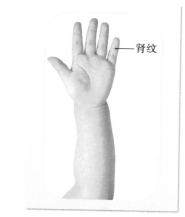

肾纹

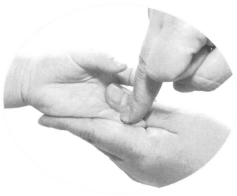

揉肾纹

图 2-39

## 十七、运水入土

**位置：** 自小指掌面指尖（肾水穴）至拇指桡侧缘指尖（脾土穴），沿手掌边缘成一条弧线（图2-40）。

**操作：** 自小指掌面指尖起，沿手掌边缘，经小天心穴推运至拇指桡侧缘指尖。100～300次。

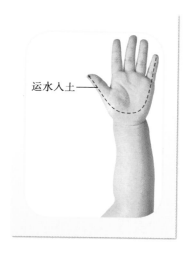

运水入土

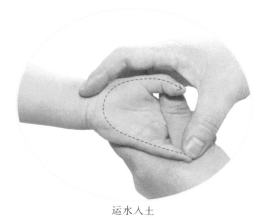

运水入土

图 2-40

**作用**：健脾助运，润燥通便。

**主治**：多用于脾胃虚弱所致的完谷不化、腹泻痢疾、便秘、疳积等。

### 十八、运土入水

**位置**：自拇指桡侧缘指尖（脾土穴）至小指掌面指尖（肾水穴），沿手掌边缘成一条弧线（图2-41）。

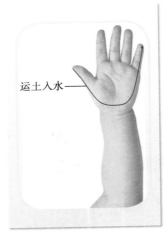

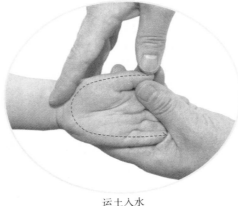

运土入水

**操作**：自拇指桡侧缘指尖开始，沿手掌边缘，经小天心穴推运至小指掌面指尖。100～300次。

**作用**：清脾胃之湿热，补肾水之不足。

**主治**：多用于新证、实证，如湿热内蕴所致的少腹胀满、泄泻、痢疾、小便赤涩等。

图2-41

### 十九、总筋

**位置**：在掌面腕横纹的中点（图2-42）。

**操作**：术者左手托小儿手，使其掌心向上，右手中指揉之，称揉总筋；或用拇指掐之或掐揉之，称掐总筋或掐揉总筋。揉100～300次，掐3～5次。

**作用**：泻热散结，通调周身气机。

**主治**：心经有热、惊风、夜啼、潮热、口舌生疮、实火牙痛及一切实热证。

**配穴**：揉总筋配揉小天心、揉小横纹、清四横纹、清天河水等——治疗口疮。

**说明**：本穴为治疗口疮主穴之一，尤其对舌尖及舌面口疮糜烂疗效好。

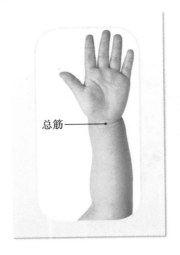

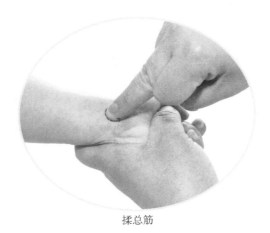

揉总筋

图2-42

## 二十、天河水

**位置：**在前臂内侧正中，自腕横纹中点（总筋）至肘横纹中点（曲泽）成一直线。

**操作**（图 2-43 ~ 图 2-46）：

1. 清天河水：术者左手托住小儿前臂及手腕，使其掌心向上，右手拇指或食、中指并拢，用指面向心方向推之，即自总筋穴推至曲泽穴，称清天河水（所有穴向心推为补，唯独天河水向心推为清）。该穴常用清法，100 ~ 300 次。

2. 大清天河水：在前臂掌面，由内劳宫推至曲泽穴，称大清天河水。拿法、推法同上。100 ~ 300 次。

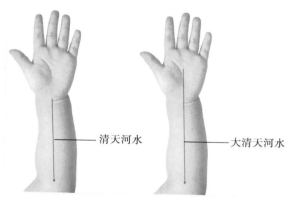

图 2-43

3. 打马过天河水：拿法同上，术者先以右手中指运内劳宫，再以食、中二指的指端蘸凉水，自总筋、内关、间使循天河水向上弹打至洪池穴（曲泽穴）。各穴弹打 3 ~ 5 下为一遍，共弹打 3 遍为 1 次治疗。

4. 引水上天河：拿法同上，将凉水滴在内劳宫上，术者以右手食、中二指指面慢慢向上推至曲泽穴，亦可同时用口吹气，由内劳宫吹向肘横纹，共 3 次。

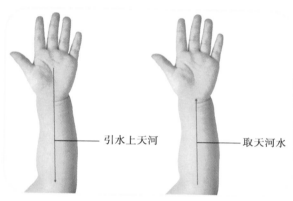

图 2-44

5. 取天河水：拿法同上，术者用并拢的右手食、中指指面或用手掌尺侧由曲泽（肘横纹中点）推至总筋（腕横纹中点），100 ~ 300 次。

以上诸穴操作方法不同，但作用相似，从清天河水至取天河水作用依次增强。

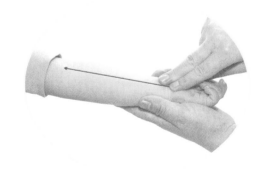

清天河水

图 2-45

**作用：**清热除烦、镇惊、泻心火、利尿。

**主治：**外感发热，口渴，口干，烦躁，夜啼，睡眠不宁，口疮，重舌、木舌、伸舌、弄舌，痰喘，咳嗽，小便短涩等一切热证。

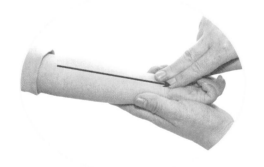

取天河水

图 2-46

配穴：

1. 清天河水配揉小天心、补肾经、分阴阳——镇惊安眠，治疗惊风，夜啼。
2. 清天河水配揉小天心、揉小横纹、清肺经、逆运内八卦、揉总筋——治疗口舌生疮、咳喘。
3. 清天河水配利小肠、补脾经——利尿。

## 二十一、三关（上三关）

**位置：** 在前臂桡侧缘，自腕横纹至肘横纹成一直线。

**操作：** 令小儿掌侧位，掌心向内。术者左手托住小儿尺侧腕关节，食、中二指并拢直托小儿前臂，以右手拇指或并拢的食、中二指指面在前臂桡侧，由腕横纹起推至肘横纹，称推三关（图2-47）。100～300次。

**作用：** 补虚扶弱，助气和血，培补元气，温阳散寒，熏蒸取汗。

**主治：** 一切虚寒证，营养不良性贫血，黄疸，瘫痪，痘疹欲出不透，下肢痿软（婴儿瘫），疮疖（无脓期，有助化脓），手足凉等。

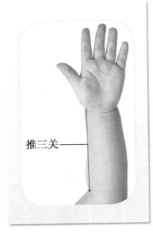

推三关

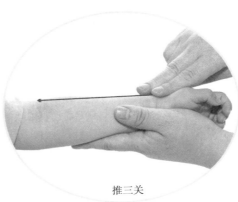

推三关

**图 2-47**

配穴：

1. 推三关配补脾经——能补虚扶弱、统血、活血，治疗下肢痿证及皮温低，改变面色萎黄。
2. 推三关配补脾经、揉乙窝风——治疗脾虚证、食欲不振、泄泻。
3. 推三关配补脾经、揉乙窝风、揉外劳宫、运八卦、补大肠——治疗虚寒泻、久泻、脾虚泻。

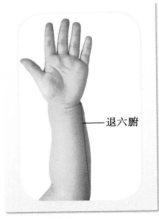

退六腑

## 二十二、六腑（退下六腑）

**位置：** 在前臂尺侧缘，自肘横纹至腕横纹成一直线。

**操作：** 令小儿掌侧位，掌心向内。术者左手握住小儿桡侧腕关节，以右手拇指或并拢的食、中二指指面在前臂尺侧，由肘横纹起推至腕横纹，称退六腑（图2-48）。100～300次。

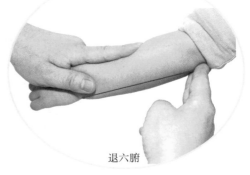

退六腑

**图 2-48**

作用：凉血，退热，解毒。

**主治**：一切实热证，高热不退，惊厥，烦躁，口疮，重舌，木舌，牙龈红肿，咽喉肿痛，腮腺炎，赤痢，便秘，无名肿毒，疮疖（红肿期），疹痘不消等。

**配穴**：

1. 退六腑配推三关——一个大凉穴，一个大热穴，两穴合用称为大分阴阳，起调节作用。在用六腑穴之后，为防止过降，用三关穴标之，一般比例为 3 : 1，即退六腑 300 次，推三关 100 次，反之，若虚象太重，用三关穴较多时，则宜少量应用六腑穴调之。

2. 退六腑配揉小天心、揉乙窝风、补肾经、清板门、分阴阳——治疗外感高热不退，或其他大热证。

3. 退六腑配清肺经、逆运内八卦、清四横纹、下推七节骨——治疗便秘，痢疾里急后重期。

### 二十三、乙窝风（一窝风）

**位置**：在手背腕横纹正中凹陷处。

**操作**：使小儿掌心向下，术者以右手中指或拇指指面揉之，称揉乙窝风（图 2-49、图 2-50）。100 ~ 500 次。

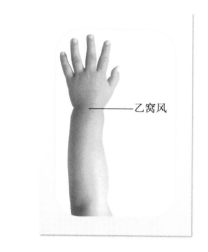

乙窝风

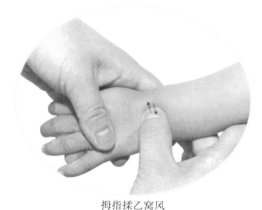

拇指揉乙窝风

图 2-49

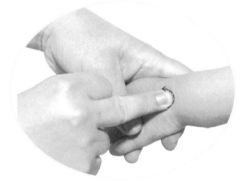

中指揉乙窝风

图 2-50

**作用**：发散风寒，宣通表里，温中行气，利关节，止痹痛。

**主治**：伤风感冒，腹痛，痹痛，急慢惊风。

**配穴**：

1. 揉乙窝风配揉小天心、清板门、补肾经、清天河水——治疗感冒。

2. 揉乙窝风配补脾经——治疗脾胃虚寒所致的腹痛，食欲下降，痹痛，关节痛。

**说明**：拇指揉多用于发散风寒。中指揉多用于温中行气，利关节，止痹痛。

## 二十四、外劳宫

**位置:**在手背中央与内劳宫相对处。

**操作:**术者左手托小儿四指,使其掌心向下,以右手拇指或中指端揉之,称揉外劳宫(图2-51)。100～300次。

**作用:**温中散寒,温固下元,升阳举陷。

**主治:**肠鸣腹痛,腹泻,寒痢,大便色青或绿,便物不化或有黏液,疝气,脱肛,遗尿,蛔虫腹痛。

**配穴:**

1. 揉外劳宫配逆运内八卦、清四横纹——能温中散寒,治疗寒性腹痛腹泻。

2. 揉外劳宫配揉乙窝风——能发汗解表散寒,治疗风寒感冒、痹痛、寒性腹痛或腹泻等。

3. 揉外劳宫配分阴阳、补脾经、补肾经、逆运内八卦、清大肠——能改变大便颜色与性质,助消化,治疗腹泻。

4. 揉外劳宫配补脾经、推三关、补肾经、揉二马、揉丹田——能升阳举陷,治疗遗尿、脱肛。

**说明:**本穴为补元阳之主穴,穴位温热,能内达外散。揉之能发汗,凡脏腑凝寒痼冷,用之有温通作用,但温通之中又有收敛作用,而不致温散太过。

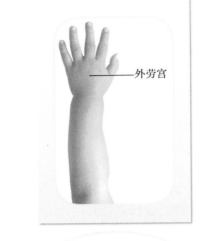
外劳宫

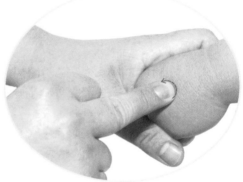
揉外劳宫
图2-51

## 二十五、二马(二人上马,上马)

**位置:**在手背第四、五掌骨小头后陷中。

**操作:**使小儿掌心向下,术者左手食指垫于患儿小横纹穴处,其余手指握住患儿食、中、无名指,使患儿无名指与小指之间的缝隙加大,利于穴位操作,右手拇指或中指指端斜行插入穴中,上下揉动,称揉二马(图2-52)。100～500次。

**作用:**补肾潜阳,引火归原,行气散结,利尿通淋。

**主治:**小便闭塞,淋证,痰湿,咳喘,牙痛,睡时磨牙,久病体虚,夜啼,消干性啰音。

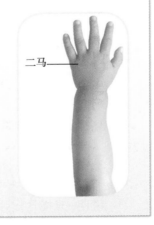
二马

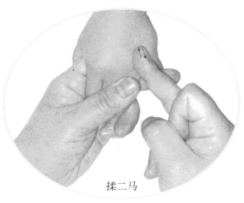
揉二马
图2-52

**配穴：**

1. 揉二马配揉小天心、揉小横纹、清肺经、补脾经——治疗痰湿、咳喘。
2. 揉二马配揉小天心、补肾经、利小肠——治疗尿闭、小便淋漓。
3. 揉二马配补肾经——可加强补肾作用，尤用于治疗先天不足。

## 二十六、威灵

**位置：**手背外劳宫旁，第二、三掌骨之间。

**操作：**使小儿掌心向下，术者以右手拇指或中指端掐揉或掐之，称掐揉威灵或掐威灵（图2-53～图2-55）。掐揉200～300次，掐5～10次。

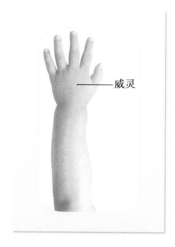

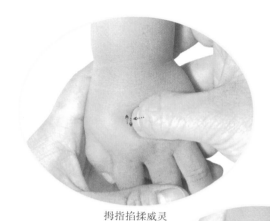

拇指掐揉威灵

图2-53

**作用：**开窍醒神，清脑，止抽搐。

**主治：**急惊暴死，昏迷不醒，头痛，高热神昏，为急救要穴。

**配穴：**掐威灵配掐人中、掐十宣、掐仆参、掐精宁——用于急救。

中指揉威灵

图2-54

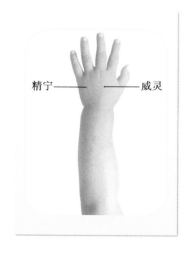

掐威灵、精宁

图2-55

## 二十七、精宁

**位置:**手背外劳宫旁,第四、五掌骨之间。

**操作:**使小儿掌心向下,术者以右手拇指或中指端掐揉或掐之,称掐揉精宁或掐精宁(图2-56、图2-57)。掐揉200~300次,掐5~10次。

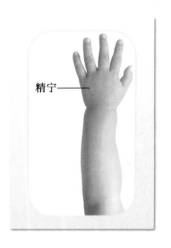

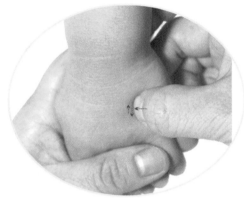

拇指掐揉精宁

图 2-56

**作用:**行气,破积,化痰。

**主治:**眼内眵肉,疳积,干呕,气吼,痰喘,用于急救。

**配穴:**

1. 掐精宁配揉小天心,揉肾纹——有消积散郁作用,治疗眼内眵肉。

2. 掐精宁配掐威灵——用于急救,加强开窍醒神作用。

**说明:**体虚患儿慎用本穴,以防克消太甚,元气受损,如必须用时,应多与补肾经、补脾经、推三关、捏脊等补益穴同用。

中指揉精宁

图 2-57

## 二十八、合谷

**位置:**手背第一、二掌骨之间,近第二掌骨中点。

**操作:**使小儿掌心向下,术者以右手拇指或中指端揉或掐之,称揉合谷或掐合谷(图2-58、图2-59)。掐揉200~300次,掐5~10次。

**作用:**通瘀散结,降胃气,止呕吐,清咽喉。

**主治:**咽喉肿痛,牙痛,面瘫,呕吐,恶心等。

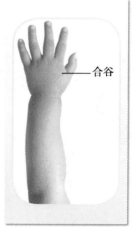

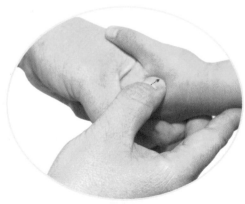

掐合谷

图 2-58

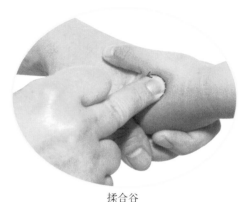

揉合谷

图 2-59

配穴：

1. 掐揉合谷配揉颊车、揉迎香——有通经活络止痛作用，治疗牙痛、面瘫。

2. 掐揉合谷配揉风池、揉风门、拿列缺——有疏风解表止咳作用，治疗感冒、咳嗽、头痛、项痛。

3. 掐揉合谷配拿曲池、掐少商——有解表清热利咽作用，治疗发热、咽喉肿痛。

## 二十九、外八卦

**位置**：在手背与内八卦相对处。取法：以外劳宫为圆心，以外劳宫到中指指根 2/3 处为半径画圆，外八卦就在该圆上。

**操作**：术者左手托小儿四指，使掌心向下，以右手拇指外侧缘在穴上推运，顺时针方向推运称顺运外八卦；逆时针方向推运称逆运外八卦（图2-60）。操作时应盖住或轻运离宫。100～300 次。

**作用**：行气和血，通滞散结。

**主治**：胸闷，腹胀，便结，肠麻痹等。

**配穴**：顺运外八卦配清四横纹——能行气消滞，促进肠蠕动，治疗腹胀。

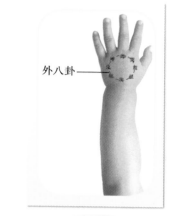

外八卦

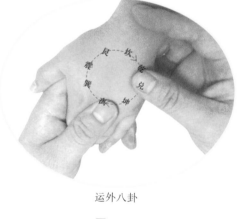

运外八卦

图 2-60

## 三十、二扇门

**位置**：手背中指掌指关节两侧陷中。一扇门在食指、中指之间夹缝中；二扇门在中指、无名指之间夹缝中。

**操作**：术者以食、中指指端斜行插入二扇门穴后，上下揉动，称揉二扇门；或用双手拇指甲掐之，称掐二扇门（图2-61、图2-62）。 揉100～500 次，掐3～5 次。

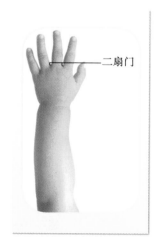

二扇门

图 2-61

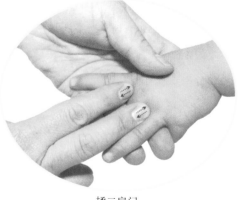

揉二扇门

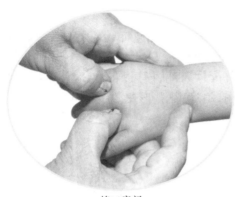

掐二扇门

图 2-62

**作用**:发汗透表,退热平喘。

**主治**:伤风感冒,发热无汗,痰喘气粗,呼吸不畅,惊风抽搐,痘疹欲出不透等。

**配穴**:揉二扇门配揉小天心,揉乙窝风——发汗解表,治疗高热,汗出不畅。

**说明**:二扇门穴常用于实热证及体壮的小儿,对于虚证及体弱者最好用乙窝风较安全。体虚患儿须用二扇门时,必须先固表(补脾经、补肾经、揉肾顶),然后再用汗法。

## 三十一、五指节

**位置**:手背五指第一指间关节处。

**操作**:术者左手托小儿手,使掌心向下;以右手拇指指甲依次从小儿拇指第一指间关节掐至小指的第一指间关节,称掐五指节;或掐后继揉,称掐揉五指节(图 2-63)。掐 3 ~ 5 次,掐揉 30 ~ 50 次。

**作用**:安神镇惊,开窍,祛痰。

**主治**:惊风,抽搐,惊惕不安,昏迷,夜啼,睡卧不宁,痰喘,指间关节屈伸不利。

**配穴**:

1. 掐揉五指节配揉小天心、分阴阳、补肾经、揉二马、掐十宣、掐老龙——治疗惊风、惊惕不安、夜啼。

2. 掐揉五指节配清脾经、逆运内八卦、推揉膻中、揉肺俞——治疗胸闷、痰喘、咳嗽。

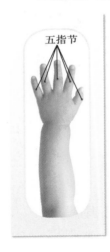

五指节

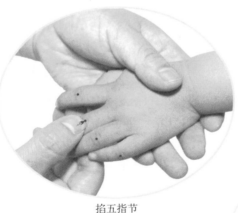

掐五指节

图 2-63

## 三十二、十宣(十王)

**位置**:在双手十指尖,近甲缘(图 2-64)。

**操作**:可用掐法或针刺放血法。以拇指甲依次掐之,称掐十宣(图 2-65)。掐 3 ~ 5 次。

**作用**:开窍醒神,清热降火。

**主治**:急惊暴死,抽搐,高热,神昏,烦躁,夜啼,用于急救。

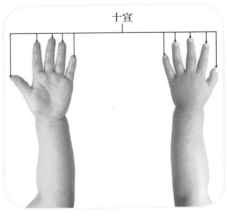

十宣

图 2-64

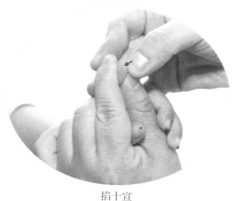

掐十宣

图 2-65

配穴：

1. 掐十宣配揉小天心、分阴阳、补肾经、揉二马、掐揉五指节、掐老龙——治疗惊风、惊惕不安、夜啼。

2. 掐十宣配掐人中、掐仆参、掐威灵、掐精宁、掐五指节、掐老龙——用于开窍醒神。

## 三十三、老龙

**位置：** 在中指背，距指甲根中点 1 分许。

**操作：** 以拇指甲掐之，称掐老龙；或掐后继揉之，称掐揉老龙（图 2-66）。掐 3 ~ 5 次，掐揉 10 ~ 30 次。

**作用：** 醒神开窍，回阳救逆。

**主治：** 急惊暴死。昏迷不醒，高热抽搐，睡卧不宁，用于急救。

**配穴：** 掐老龙配掐人中、掐十宣、掐五指节——用于急救。

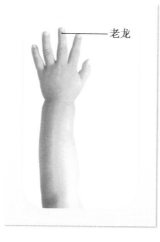

——老龙

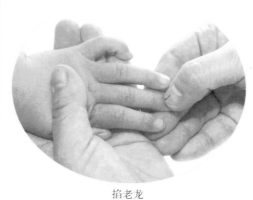

掐老龙

图 2-66

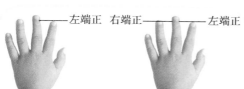

——左端正　右端正——　——左端正

## 三十四、左端正

**位置：** 中指末节桡侧缘（靠拇指侧）中点，指甲根旁 1 分许（图 2-67）。

图 2-67

操作:以拇指甲掐之,称掐左端正;或掐后继揉之,称掐揉左端正(图2-68、图2-69)。掐3～5次,掐揉10～30次。

作用:有升提之功,止泻之能。

主治:慢性痢疾,脱肛,泄泻(虚寒泻),眼右斜视。

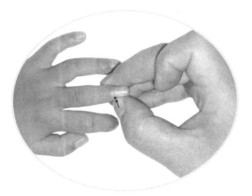

掐左端正

图2-68

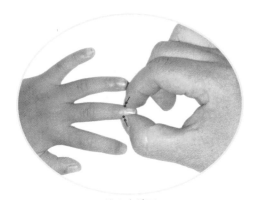

掐左右端正

图2-69

## 三十五、右端正

位置:中指末节尺侧缘(靠小指侧)中点,指甲根旁1分许(图2-70)。

操作:以拇指甲掐之,称掐右端正;或掐后继揉之,称掐揉右端正(图2-71)。掐3～5次,掐揉10～30次。

作用:降逆,止吐,止血。

主治:呕吐,鼻出血,眼左斜视。

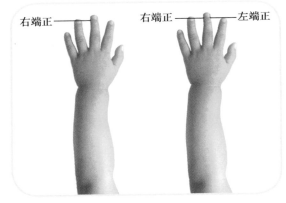

图2-70

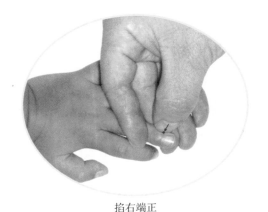

掐右端正

图2-71

配穴:掐右端正配逆运内八卦,清补脾经,清板门,推天柱骨——治疗胃气上逆所致的恶心、呕吐。

说明:本穴对止鼻出血有良效,除掐法外,亦可用绳扎法,即用细绳由中指第三节横纹起扎至指端(不可过紧),扎好后让患儿静卧片刻可止血。

## 三十六、少商

**位置:**拇指末节桡侧缘,距指甲根 1 分许。

**操作:**以拇指甲掐之,称掐少商(图 2-72);亦可用三棱针点刺放血。掐 3～5 次。

**作用:**开窍醒神,通瘀散结。

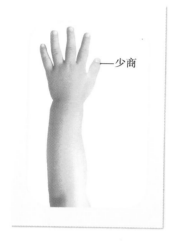

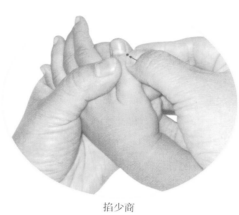

掐少商

图 2-72

**主治:**咽喉肿痛,咳嗽,气喘,惊厥。

**配穴:**掐少商配掐揉合谷——有清热利咽作用,治疗咽喉肿痛。

**说明:**本穴对咽喉肿痛、急、慢性喉痹,扁桃体炎,声带水肿以及惊厥等症用之有效。一般轻症可用掐法,如病情较重可用三棱针点刺放血。

## 三十七、列缺

**位置:**①在手腕两侧凹陷处,非针灸取穴(可用拿法操作);②桡骨茎突上方,两手虎口交叉,食指指端下取穴(可用掐法操作)。

**操作:**①以拇、食二指分别按于手腕两侧的列缺穴,相对夹持,一紧一松,反复增减用力,称拿列缺(图 2-73);②以拇指甲掐之,称掐列缺。3～7 次。

**作用:**发汗解表,清脑降逆。

**主治:**拿法治疗风寒感冒、惊风、昏迷不醒等,掐法治疗头痛、头胀、牙痛等。

**配穴:**拿列缺配补脾经、推三关——可治疗下肢皮肤温度低、婴儿瘫、下肢痿证等。

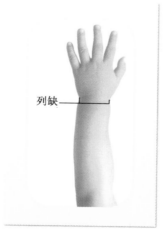

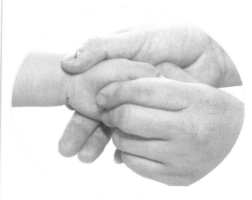

拿列缺

图 2-73

### 三十八、膊阳池

**位置:**在乙窝风穴上三寸的凹陷中。

**操作:**以拇指或中指端揉之,称揉膊阳池(图2-74);以拇指甲掐之,称掐膊阳池。揉100~300次,掐3~5次。

**作用:**降逆,清脑,止头痛,通便。

**主治:**头晕,头痛,惊风,癫痫,大便秘结等。

**配穴:**

1. 揉膊阳池配清肺经、退六腑、推下七节骨——治疗大便秘结。

2. 揉膊阳池配利小肠、揉小天心、清天河水——治疗小便赤涩。

3. 揉膊阳池配开天门、推坎宫、运太阳——治疗头痛、感冒、发热。

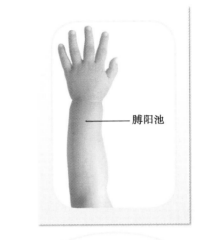

膊阳池

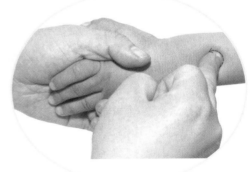

揉膊阳池

图 2-74

### 三十九、洪池(曲泽)

**位置:**屈肘,在肘横纹中点,肱二头肌腱的尺侧缘。

**操作:**可用拿法、摇法、揉法或挤捏法(图2-75、图2-76)。拿或摇3~7次,挤捏每日1次。

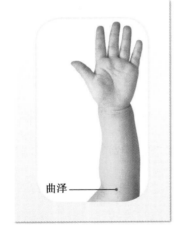

曲泽

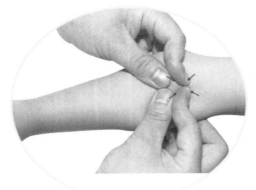

挤捏曲泽

图 2-75

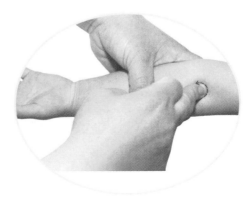

揉曲泽

图 2-76

**作用:**清心泄热,调和气血,通经活络。

**主治:**心悸,胸痛,胃痛,呕吐,腹泻,关节痹痛。

### 四十、曲池

**位置:**屈肘时,在肘横纹桡侧端凹陷处,当尺泽与肱骨外上髁连线中点。

**操作:**可用拿法或掐法(图2-77)。3～7次。

**作用:**通瘀散结,活血脉,止痹痛。

**主治:**发热,咽喉肿痛,上肢瘫痪,麻木,手指伸屈不利及手臂肿痛等。

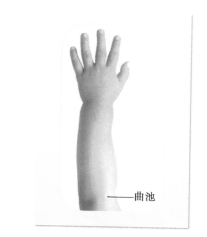

——曲池

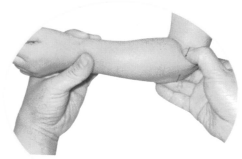

拿曲池

图 2-77

# 第二节　头颈部穴位

## 一、百会

**位置:**头顶正中线与两耳尖连线的交点。

**操作:**一手固定小儿头部,另一手拇指端按揉或掐揉或按之(图2-78)。掐或按3～5次,揉30～50次。

**作用:**升阳举陷,安神镇惊,开窍明目。

**主治:**惊风,头痛,脾虚泻,脱肛,遗尿。

百会——

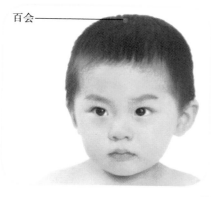
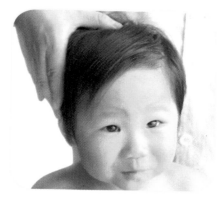

图 2-78

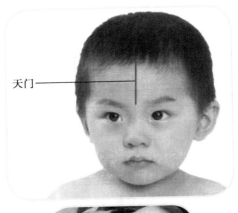

天门

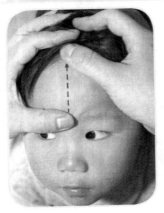

图 2-79

作用:发汗解表,镇静安神,醒脑开窍。

主治:感冒,高热无汗或汗出不畅,惊惕不安,头痛,头晕。

配穴:

1. 开天门配推坎宫、运太阳、揉耳后高骨组成四大手法——治疗外感发热,头痛。

2. 开天门配揉小天心、按百会——能镇静安神,治疗惊惕不安、烦躁不宁。

### 三、坎宫

位置:在眉弓上缘,自印堂至眉梢成一横线。

操作:以两拇指自印堂向两侧眉梢分推,称分坎宫(图 2-80)。30～50 次。

作用:发汗解表,醒脑明目,止头痛。

主治:外感发热,头痛,惊风,目赤痛,近视。

配穴:

1. 按揉百会配补脾经、推三关、补肾经、揉丹田——治疗脱肛,遗尿。

2. 按揉百会配补脾经、补大肠——治疗脾虚泻。

3. 按揉百会配揉小天心、分阴阳、补肾经、清天河水——治疗惊风烦躁。

说明:本穴治疗脱肛、脾虚泻疗效较著。但在患儿有呕吐、恶心等时应用此穴,则能使病情加重,故须注意。

### 二、天门

位置:两眉之间(印堂穴)至前发际成一直线。

操作:以两拇指自印堂向前发际交替直推,称开天门(图 2-79)。30～50 次。

坎宫

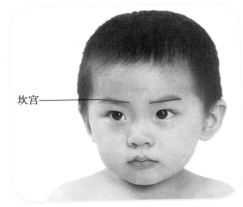

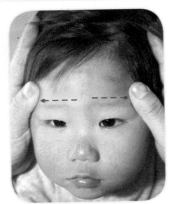

图 2-80

配穴：推坎宫配开天门、运太阳、揉耳后高骨组成四大手法——治疗外感发热，头痛。

## 四、太阳（太阴）

**位置：**眉梢后凹陷处，左侧为太阳，右侧为太阴。

**操作：**以两拇指桡侧自前向后直推，称推太阳；以指端揉或运，称揉太阳或运太阳（图2-81）。向眼前方向揉运为补，向耳后方向揉运为泻。30~50次。

**作用：**疏风解表，清热，醒脑明目。

**主治：**外感发热，头痛，惊风，目赤痛，近视。

**配穴：**运太阳配开天门、推坎宫、揉耳后高骨组成四大手法——治疗外感发热，头痛。

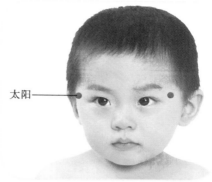
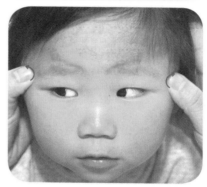

图 2-81

## 五、耳后高骨

**位置：**耳后乳突下凹陷处。

**操作：**拇指或中指端揉，称揉耳后高骨，或用掐、运、拿法（图2-82）。揉、运法30~50次，掐、拿法3~5次。

**作用：**解表发汗，镇惊除烦。

**主治：**感冒，头痛，惊风，抽搐，烦躁不安。

**配穴：**揉耳后高骨配开天门、推坎宫、运太阳组成四大手法——治疗外感发热，头痛。

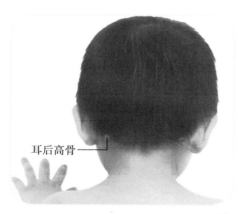
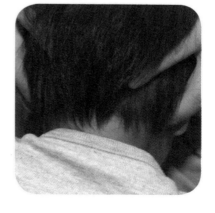

图 2-82

## 六、天庭(额天心)

**位置**：前额中点,印堂上的部位。

**操作**：以拇指甲掐或拇指端揉、按(图
2-83)。掐或按 3 ~ 5 次,揉 20 ~ 30 次。

**作用**：通窍,安神,镇惊。

**主治**：诸惊风,诸痛。

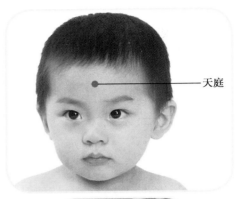

天庭

## 七、印堂(眉心)

**位置**：两眉内侧端连线的中点处。

**操作**：以拇指甲掐或拇指端揉、按(图
2-84)。掐或按 3 ~ 5 次,揉 20 ~ 30 次。

**作用**：通窍,安神,镇惊。

**主治**：惊风,抽搐,感冒,头痛,近视,
斜视。

**配穴**：

1. 按印堂配掐人中、掐承浆、掐十宣、掐
老龙等——治疗惊风。

2. 按印堂配四大手法等——治疗感冒、
头痛。

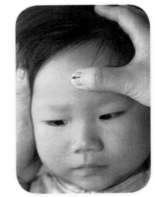

图 2-83

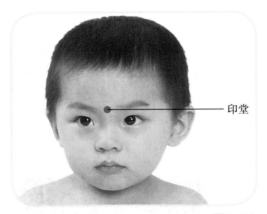

印堂

图 2-84

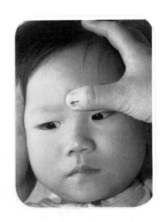

## 八、山根(山风)

**位置**：两目内眦中间,鼻根低洼处。

**操作**：以拇指甲掐(图 2-85)。3 ~ 5 次。

**作用**：通窍,安神,镇惊。

**主治**：惊风,抽搐,昏迷,常用于望诊,山根青筋横截为伤食,色青为惊为痛。

**配穴**：掐山根配按百会、掐人中、掐十宣等——治疗惊风、抽搐。

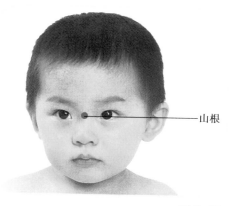

山根

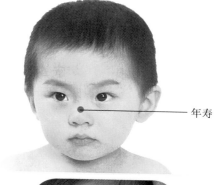

图 2-85

## 九、年寿(延年)

**位置:**鼻之高处。

**操作:**以拇指甲掐(图 2-86)。3 ~ 5 次。

**作用:**开窍,安神,镇惊。

**主治:**惊风,常用于望诊,年寿发青发黑是危急症。

年寿

## 十、准头(素髎)

**位置:**鼻尖正中央。

**操作:**以拇指或食指甲掐,继以揉之(图 2-87)。3 ~ 5 次。

**作用:**通窍,安神,镇惊,解表散结。

**主治:**惊厥,昏迷,窒息,外感鼻塞等,常用于望诊,准头属脾,微黄光亮为常色,色黄无泽为脾虚。

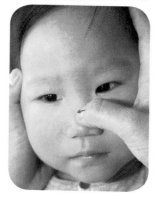

图 2-86

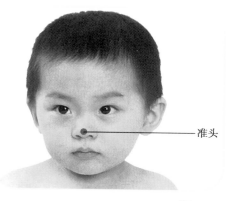

准头

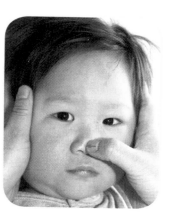

图 2-87

## 十一、人中

**位置:**上唇人中沟的上 1/3 与下 2/3 交界处。

**操作:**以拇指甲掐(图 2-88)。5 ~ 10 次或醒后即止。

**作用:**通窍散结,醒脑开窍,安神镇惊。

**主治:**主要用于急救,惊厥,抽搐,癫痫,中暑,窒息,面瘫等。

**配穴:**掐人中配掐十宣、掐老龙等——治疗惊风、抽搐。

## 十二、承浆

**位置:**下唇当颏唇沟正中凹陷处。

**操作:**以拇指甲掐或指端揉(图 2-89)。掐 3 ~ 5 次,揉 20 ~ 30 次。

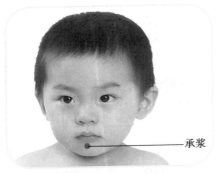

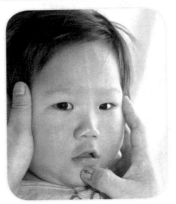

图 2-89

**作用:**开窍止痉,疏风止痛。

**主治:**牙关紧闭,抽搐,面瘫,口眼歪斜,流涎,牙痛,张口不利等。

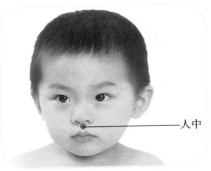

人中

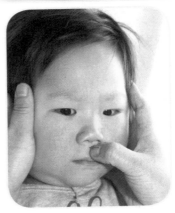

图 2-88

**作用:**醒脑开窍,安神镇惊。

**主治:**惊厥,抽搐,面瘫,口眼歪斜,流涎,暴哑不语等。

**配穴:**掐承浆配掐人中、掐十宣、掐老龙等——治疗惊风、抽搐。

## 十三、颊车

**位置:**耳下面颊部,下颌角前上方一横指凹陷中。

**操作:**以拇指或中指按、揉(图 2-90)。按 5 ~ 10 次,揉 20 ~ 30 次。

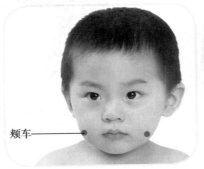

颊车

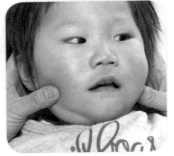

图 2-90

## 十四、迎香

**位置：**鼻翼外缘中点旁，当鼻唇沟中。

**操作：**以拇指或食、中二指按揉（图 2-91）。按 3～5 次，揉 20～30 次。

**作用：**宣肺气，通鼻窍。

**主治：**感冒，鼻炎，鼻塞流涕，呼吸不畅，面瘫，口眼歪斜。

**配穴：**

1. 迎香配清肺经、拿风池、揉肺俞等——治疗鼻塞流涕、呼吸不畅。

2. 揉迎香配揉人中、揉承浆、揉地仓、揉颊车等——治疗面瘫、口眼歪斜。

## 十五、风池

**位置：**后发际下大筋外侧凹陷中。

**操作：**术者一手扶小儿头部，一手用拇指、食指在穴上对拿或按揉（图 2-92）。拿 3～5 次，揉 20～50 次。

**作用：**疏风解表，发汗，明目。

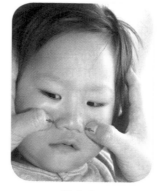

图 2-91

**主治：**头痛，感冒，发热，颈项强痛，目视不清。

**配穴：**风池配四大手法、掐揉二扇门、揉乙窝风——发汗解表，用于治疗感冒头痛、发热无汗等表实证。

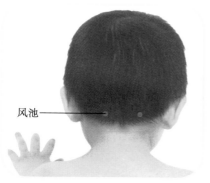
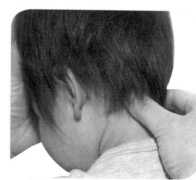

图 2-92

## 十六、天柱骨

**位置：**自风府至大椎成一直线。

**操作：**自风府向大椎直推，称推天柱骨。术者一手扶小儿头部，另一手食、中指并拢，以指面推之（图 2-93）。100～500 次。

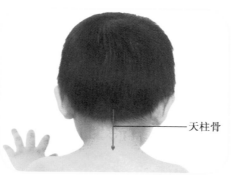
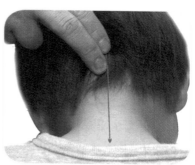

图 2-93

作用:解表,清热,降逆止呕。

主治:感冒,发热,颈项不适,恶心呕吐。

配穴:

1. 推天柱骨配四大手法、拿风池、揉大椎、掐揉二扇门——治疗感冒、发热。

2. 天柱骨配清板门、揉中脘——治疗恶心呕吐。

### 十七、风府

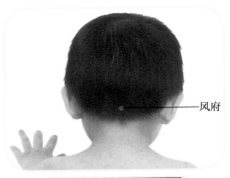

位置:后发际正中直上 1 寸,项后正中凹陷处。

操作:点、按、揉法(图 2-94)。点、按 3~5次,揉 20~50 次。

作用:解表发汗,醒脑开窍,镇惊安神。

主治:高热,惊风,头痛,头昏,颈项强痛,脑瘫,失语。

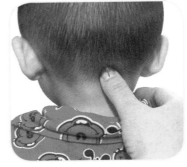

图 2-94

### 十八、哑门

位置:后发际正中直上 0.5 寸,第 1 颈椎下。

操作:点、按、揉法(图 2-95)。点、按 3~5 次,揉 20~50 次。

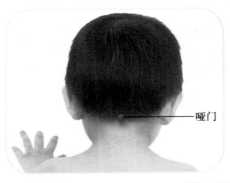

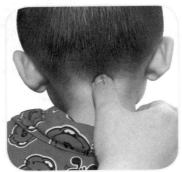

作用:醒脑开窍,镇惊安神。

主治:惊风,头痛,头重,脑瘫,舌缓不语,聋哑。

图 2-95

### 十九、新建

位置:后发际哑门穴下,第 2、3 颈椎棘突之间。

操作:按揉或者挤捏法(图 2-96),或先用三棱针点刺后再用挤捏法,使微出血。针刺 1 次,挤捏至皮肤现紫红色为度。

作用:散结热,清嗓利咽。

主治:咽喉疼痛,声音嘶哑,声带水肿,急性喉痹,乳蛾。

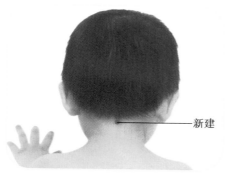
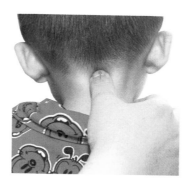

图 2-96

## 二十、桥弓

**位置:**颈部两侧沿胸锁乳突肌成一线。

**操作:**揉法,提拿法,分筋法,推抹法,扳法(图2-97)。揉50~100次,推抹10~30次,提拿、分筋、扳3~5次。

**作用:**舒筋和血。

**主治:**肌性斜颈,项强,高血压,惊风。

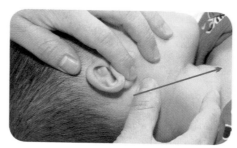

图 2-97

# 第三节 胸腹部穴位

## 一、天突

**位置:**在胸骨上窝正中。

**操作:**按、点、揉法或挤捏法(图2-98)。按、点3~5次,揉20~50次,挤捏至皮肤紫红色为度。

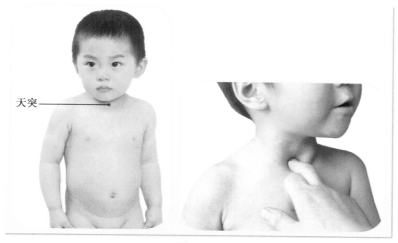

图 2-98

**作用:**开胸顺气,降逆止呕,化痰定喘,利咽,催吐。

**主治:**支气管炎,百日咳,咳喘、胸闷、痰多,恶心呕吐,咽喉不利等。

## 二、乳根

**位置:**乳头直下0.2寸。

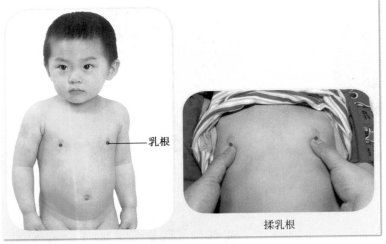

乳根

揉乳根

图 2-99

**操作**：揉法（图 2-99）。20 ～ 50 次。

**作用**：宣肺理气，化痰止咳。

**主治**：胸闷，胸痛，咳嗽，气喘，痰鸣等。

**配穴**：揉乳根配揉乳旁、揉膻中、揉肺俞、分肩胛——加强止咳化痰理气的作用。

## 三、乳旁

**位置**：乳头外旁开 0.2 寸。

**操作**：揉法（图 2-100）。20 ～ 50 次。

**作用**：宽胸理气，化痰止咳。

**主治**：胸闷，胸痛，咳嗽，气喘，痰鸣，呕吐等。

**配穴**：揉乳旁配揉乳根、揉膻中、揉肺俞、分肩胛——加强止咳化痰理气的作用。

## 四、膻中

**位置**：胸骨正中线上，两乳头连线中点。

**操作**：分推，向下推或按、揉法。以两拇指自穴中向两旁分推至乳头称分推膻中，以食、中指自胸骨切迹向下推至剑突称推膻中，以中指端揉称揉膻中（图 2-101）。按 3 ～ 5 次，推、揉 50 ～ 100 次。

**作用**：宽胸理气，止咳化痰。

**主治**：胸闷，咳嗽痰喘，恶心、呕吐，呃逆等。

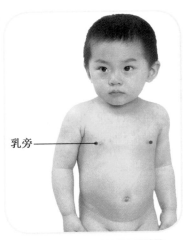

乳旁

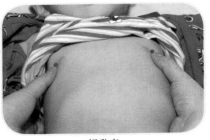

揉乳旁

图 2-100

**配穴**：

1. 膻中配清肺经、揉肺俞——治疗咳嗽，气喘。

2. 膻中配揉天突、按弦走搓摩、按揉丰隆等——治疗痰吐不利。

3. 膻中配清板门、逆运内八卦、分腹阴阳——治疗恶心、呕吐，呃逆。

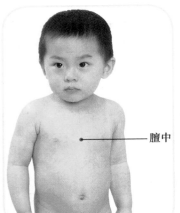

膻中

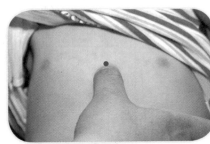

揉膻中

图 2-101

### 五、中脘

**位置：**剑突下（鸠尾）至脐连线的中点，脐上 4 寸。

**操作：**用指端或掌根揉，称揉中脘。自中脘向上直推至喉或自喉下推至中脘，称推中脘。自中脘推至鸠尾，称推三焦（图 2-102）。100 ~ 300 次。

**作用：**揉中脘，推三焦能调理脾胃，助消化。自喉至中脘推中脘有降逆止呕作用，自中脘至喉推中脘有升阳催吐作用。

**主治：**胃脘胀痛，嗳气，呕吐，食欲不振，食积，腹痛，腹泻。

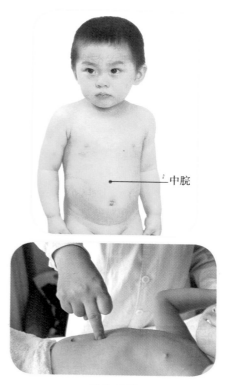

图 2-102

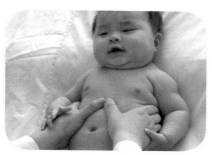

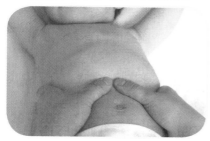

图 2-103

### 六、腹

**位置：**两季肋下腹部。

**操作：**从剑突下沿肋弓角边缘或自中脘穴斜向下至腹两侧，以双手拇指（或并拢的食、中、无名和小指）向两侧分推，称分推腹阴阳（又称分腹阴阳）；以掌或四指摩，称摩腹（图 2-103、图 2-104）。逆时针摩为补，顺时针摩为泻，往返摩为平补平泻。分推 100 ~ 200 次，摩 100 ~ 500 次。

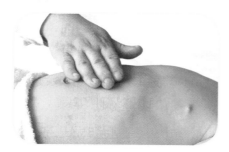 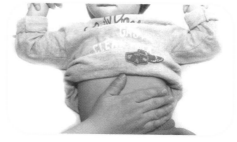

图 2-104

**作用：**消食化滞，降逆止呕，健脾和胃，止泻，通便。
**主治：**腹痛，腹胀，恶心，呕吐，食积，消化不良，厌食，疳积，腹泻，便秘。

配穴:

1. 分腹阴阳配推脾经、逆运内八卦、清四横纹、掐揉足三里——治疗乳食停滞,胃气上逆引起的恶心、呕吐、腹胀。

2. 摩腹配清板门、逆运内八卦、揉脐、捏脊等——治疗厌食症。

3. 摩腹配补脾经、补肾经、捏脊、掐揉足三里等——为小儿保健推拿常用手法。

## 七、脐(神阙)

**位置:**肚脐中央,又指脐周腹部。

**操作:**以中指端或掌根或大鱼际肌揉之,称揉脐(或揉神阙);以掌或指面摩之,称摩脐(或摩神阙);以中指点肚脐四周,称点神阙。以拇、食指挤捏肚脐四周,称挤捏神阙(图2-105~图2-107)。揉100~300次,摩300~500次,点50~100次,挤捏以皮肤轻度瘀血为度。

**作用:**健脾和胃,消食导滞,消胀,止泻,通便。

**主治:**腹痛,腹胀,腹泻,便秘,呕吐,食积肠鸣,消化不良,厌食,疳积等。

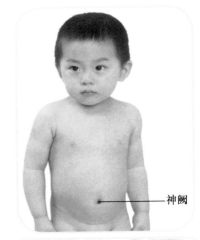

神阙

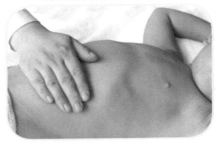

图 2-105

配穴:

1. 点神阙配推脾经、逆运八卦、清四横纹、掐揉足三里——治疗乳食停滞,胃气上逆引起的恶心、呕吐、腹胀。

2. 挤捏神阙配天枢——治疗腹痛、腹泻。

3. 揉脐配摩腹、清板门、逆运八卦、捏脊等——治疗厌食症。

4. 揉脐配摩腹、补脾经、补肾经、捏脊、掐揉足三里等——为小儿保健推拿常用手法。

**说明:**本穴的点法在脐窝边缘腹壁处1分许,以脐窝正中为中心,上、下、左、右有四个点,为治疗腹胀、腹痛效穴之一。

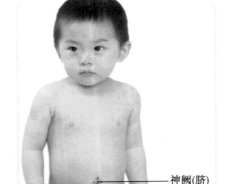

神阙(脐)

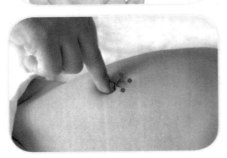

图 2-106

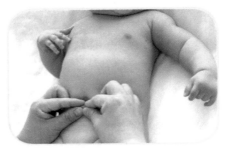

图 2-107

## 八、天枢

**位置**：平脐旁开 2 寸。

**操作**：点、按、揉、挤捏法（图 2-108）。点、按 3~5 次，揉 50~100 次，挤捏至皮下轻度瘀血为止。

**作用**：行气，消胀，止腹痛、腹泻。

**主治**：腹泻，腹胀，腹痛，便秘，呕吐，食积。

**配穴**：揉天枢配点神阙——治疗水泻、腹胀。

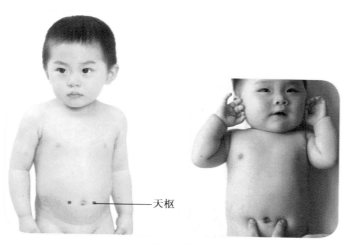

——天枢

图 2-108

## 九、肚角

**位置**：在脐两旁，两胁直下或脐下 2 寸，旁开 2 寸两大筋处。

**操作**：以两手之拇、食、中三指做拿法，称拿肚角（图 2-109、图 2-110）。3~5 次。

**作用**：理气消滞，健脾和胃。

**主治**：腹痛，腹胀，腹泻，便秘。

**配穴**：拿肚角配揉乙窝风、揉外劳宫——治疗腹痛。

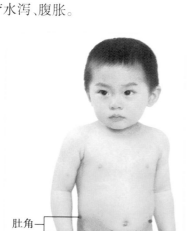

肚角——

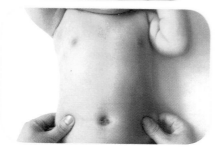

图 2-109

图 2-110

## 十、气海

**位置**：脐下 1.5 寸，腹部正中线上。

**操作**：点、按、揉法（图 2-111）。点、按 3~5 次，揉 50~100 次。

**作用**：引痰下行，散寒止痛。

**主治**：痰涎壅盛，腹痛，腹泻，脱肛，遗尿等。

**配穴**：点气海配逆运内八卦——有宽胸利膈、降痰作用，治疗痰涎壅盛。

**说明**：如见患儿腹泻，少用或不用本穴。

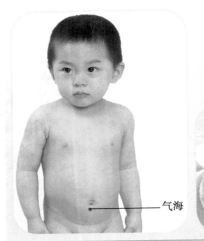

气海

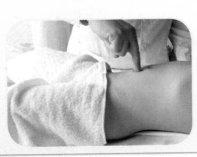

图 2-111

## 十一、丹田

**位置:** 在小腹中部,脐下 2.5 寸。

**操作:** 以指面揉之,称揉丹田;以掌摩之,称摩丹田(图 2-112)。揉 50~100次,摩 100~500 次。

**作用:** 培肾固本,温补下元,泌别清浊。

**主治:** 腹痛(下腹寒性痛),腹泻,便秘,小便不利,疝气,遗尿,脱肛等。

**配穴:**

1. 丹田配补肾经、补脾经、推三关、揉外劳宫——用于治疗先天不足、寒凝少腹、腹痛、疝气、遗尿、脱肛。

2. 丹田配补肾经、揉二马——能温补下元,多用于治疗遗尿,脱肛。

3. 丹田配清小肠、推箕门——能泌别清浊,多用于治疗尿闭,小便赤,腹泻。

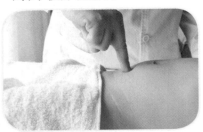
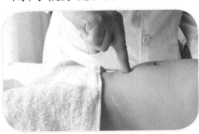

丹田

图 2-112

4. 丹田配补脾经、补肾经、掐揉足三里、捏脊等——为小儿保健推拿常用穴。

## 十二、关元

**位置:** 脐下 3 寸,腹部正中线上。

**操作:** 点、按、揉法(图2-113)。点、按 3~5 次,揉50~100 次。

**作用:** 温肾壮阳,培补元气。

**主治:** 腹痛,腹泻,遗尿,小便不利,五迟,五软等。

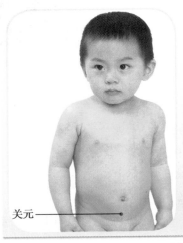

关元

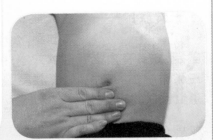

图 2-113

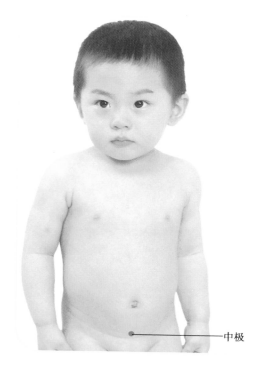
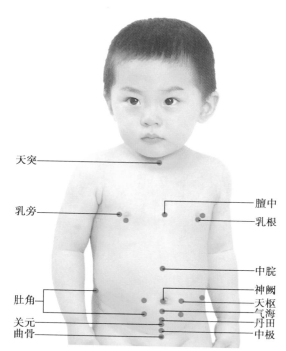

天突

乳旁

膻中
乳根

中脘
神阙
天枢
气海
丹田
中极

肚角

关元
曲骨

中极

图 2-114

## 十三、中极

**位置:**脐下 4 寸,腹部正中线上(图 2-114)。
**操作:**点、按、揉法。点、按 3 ~ 5 次,揉 50 ~ 100 次。
**作用:**温肾壮阳,调理脏腑气机。
**主治:**小便不利,遗尿,癃闭(尿潴留),膀胱炎等。

## 十四、曲骨

**位置:**脐下 5 寸,腹部正中线交于耻骨联合处。

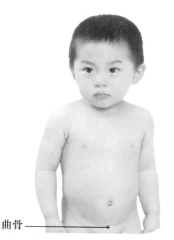
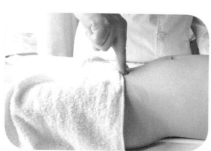

**操作:**掐、点、揉法或针刺法(图 2-115)。掐、点 5 ~ 7 次,揉 50 ~ 100 次,针刺快速不留针,每日 1 次。
**作用:**温肾阳,调节泌尿系统的功能。

**主治:**神经性尿频,遗尿,癃闭(尿潴留),小便不利。

**配穴:**曲骨配双侧三阴交——治疗神经性尿频、遗尿。

曲骨

图 2-115

# 第四节　腰背部穴位

## 一、肩井

**位置:** 在肩上陷者中,大椎与肩峰连线之中点。

**操作:** 拿法为主,亦可用点法、按揉法(图2-116)。临床上多用于治疗结束后的总收法,即结束手法。拿、点3~5次,按揉10~30次。

**作用:** 解表发汗,宣通气血。

**主治:** 感冒,惊厥,上肢抬举不利。

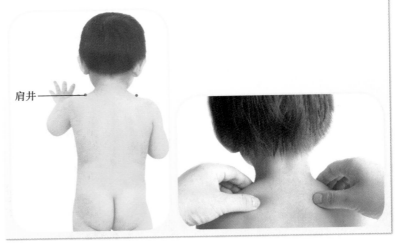

图2-116

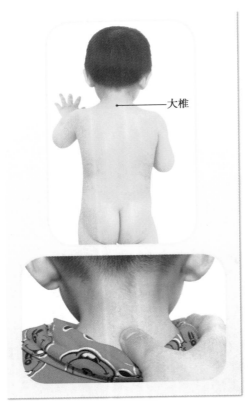

图2-117

## 二、大椎

**位置:** 颈后第7颈椎与第1胸椎棘突之间。

**操作:** 揉法,挤捏法或提捏法(图2-117、图2-118)。20~50次,挤捏至皮肤红紫为度。

**作用:** 解表清热,降逆止呕。

**主治:** 感冒,发热,头昏,颈项不适,呕吐。

**配穴:** 大椎配四大手法、拿风池、曲池、合谷——治疗感冒,发热无汗。

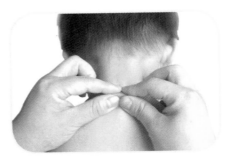

图2-118

### 三、定喘

**位置:** 在背部,第7颈椎棘突下旁开0.5寸(图2-119)。

**操作:** 揉法。10～50次。

**作用:** 疏风解表散寒,宣肺止咳平喘。

**主治:** 外感风寒,咳嗽,气喘,腰背疼痛。

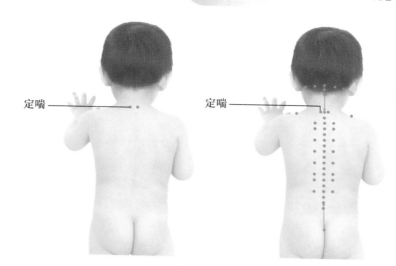

图 2-119

### 四、风门

**位置:** 在背部,第2胸椎棘突下旁开1.5寸(图2-120)。

**操作:** 揉法。10～50次。

**作用:** 疏风解表散寒,宣肺止咳平喘。

**主治:** 外感风寒,咳嗽,气喘,腰背疼痛。

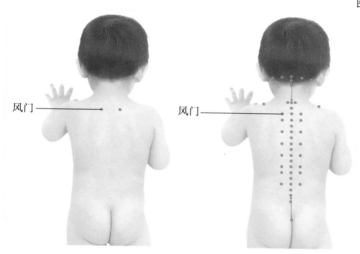

图 2-120

### 五、肺俞

**位置:** 在背部,第3胸椎棘突下旁开1.5寸(图2-121)。

**操作:** 揉法或分推法。以两拇指或食、中二指揉之,称揉肺俞;以两拇指分别自肩胛骨内缘从上至下向两旁分推,称推肺俞或分推肩胛骨。揉50～100次,推100～200次。

**作用:** 宣肺止咳化痰。

**主治:** 感冒,胸闷,咳喘,痰鸣。

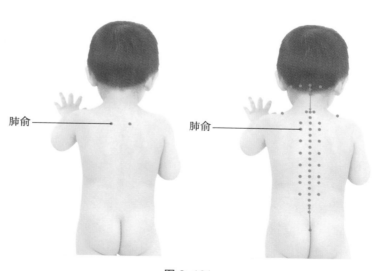

图 2-121

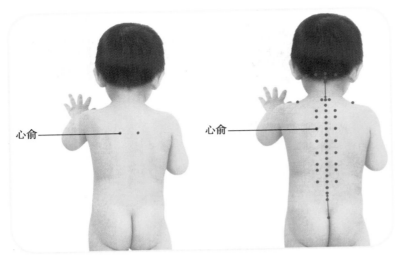

### 六、心俞

**位置**：在背部，第5胸椎棘突下旁开1.5寸（图2-122）。

**操作**：揉法。10～50次。

**作用**：镇惊，养心安神。

**主治**：惊厥，胸闷，心烦，心悸，夜啼。

图 2-122

### 七、膈俞

**位置**：在背部，第7胸椎棘突下旁开1.5寸（图2-123）。

**操作**：揉法。10～50次。

**作用**：宽胸利膈。

**主治**：急性胃痛，呃逆，呕吐，各种血瘀证。

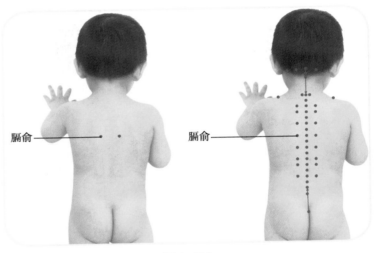

图 2-123

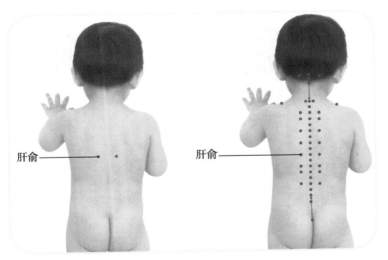

### 八、肝俞

**位置**：在背部，第9胸椎棘突下旁开1.5寸（图2-124）。

**操作**：揉法。10～50次。

**作用**：清利肝胆湿热。

**主治**：胁痛，胃脘痛，目赤，目视不明，眩晕，黄疸，癫狂，痫证。

图 2-124

## 九、脾俞

**位置：**在背部，第 11 胸椎棘突下旁开 1.5 寸（图 2-125）。

**操作：**揉法。10 ~ 50 次。

**作用：**健脾和胃祛湿。

**主治：**呕吐，腹泻，食欲不振，疳积，黄疸，水肿，慢惊，四肢乏力。

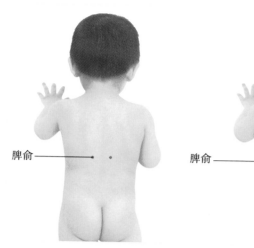
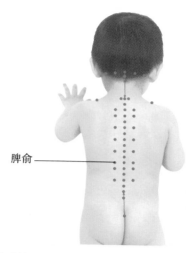

图 2-125

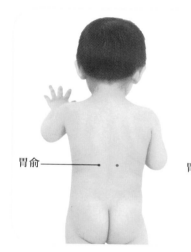
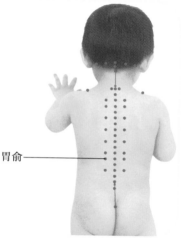

图 2-126

## 十、胃俞

**位置：**在背部，第 12 胸椎棘突下旁开 1.5 寸（图 2-126）。

**操作：**揉法。10 ~ 50 次。

**作用：**和胃健脾，理气降逆。

**主治：**消化不良，胃脘胀痛，呕吐，腹泻，疳积。

## 十一、肾俞

**位置：**在腰部，第 2 腰椎棘突下旁开 1.5 寸（图 2-127）。

**操作：**揉法。10 ~ 50 次。

**作用：**补肾，滋阴壮阳。

**主治：**先天不足，五迟，五软，腹泻，便秘，遗尿，小腹痛，慢性腰背痛，肾虚气喘，疳积。

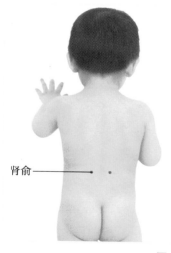
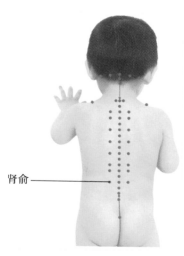

图 2-127

59

## 十二、脊柱

**位置：**大椎至尾骨端成一直线（图2-128）。

**操作：**常用捏脊法，亦可用推法。捏脊时每捏三下将脊背皮肤提一下，称捏三提一法；或捏三遍，随捏随提三遍，共六遍。以食、中指自上向下推脊柱称推脊。捏脊3~6次，推脊50~100次。

**作用：**调阴阳，理气血，和脏腑，通经络，培元气，强身健体。

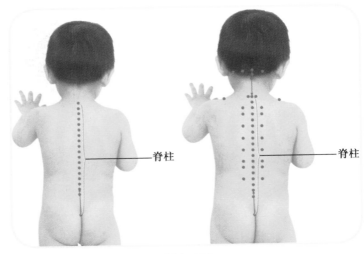

图2-128

**主治：**发热，惊风，夜啼，腹泻，腹痛，便秘，呕吐，疳积，为儿童保健要穴。

## 十三、七节骨

**位置：**第4腰椎至尾椎骨端成一直线。

**操作：**推法：自下向上推称推上七节骨，自上向下推称推下七节骨（图2-129）。100~300次。

**作用：**上推能温阳止泻（虚寒性腹泻），下推能清热通便。

**主治：**腹泻，便秘，脱肛。

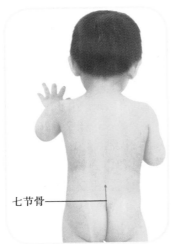
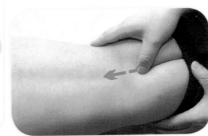

图2-129

## 十四、龟尾

**位置：**尾椎骨端，即脊柱的最下端。

**操作：**揉法（图2-130）。100~300次。

**作用：**通调督脉经气，调理大肠功能，具有升提作用。

**主治：**腹泻，便秘，脱肛。

**配穴：**揉龟尾配揉脐、推七节骨、推大肠、揉百会——治疗虚寒性腹泻、脱肛。

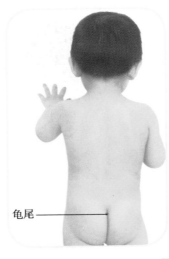
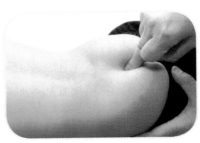

图2-130

# 第五节　下肢部穴位

## 一、箕门

**位置**：大腿内侧，膝盖上缘至腹股沟成一直线。

**操作**：术者食、中二指并拢，自患儿膝盖内上缘向上推至腹股沟，称推箕门（图 2-131）。100～300 次。

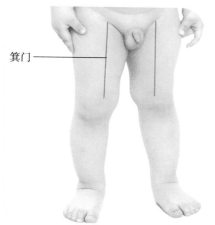

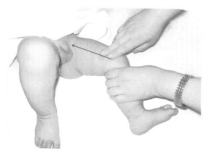

**作用**：利尿通淋，清热泻火。

**主治**：小便赤涩不利，水泻，尿少，尿闭等。

**配穴**：

1. 推箕门配揉丹田、掐揉三阴交——治疗尿潴留。

2. 推箕门配利小肠——治疗水泻尿少、尿闭。

图 2-131

## 二、足三里

**位置**：小腿前外侧，外膝眼下 3 寸，胫骨外侧约一横指处。

**操作**：揉、按揉或掐揉法（图 2-132）。10～30 次。

**作用**：健脾和胃，调中理气，导积滞，强壮身体。

**主治**：腹胀，腹泻，伤食，呕吐，下肢麻木痹痛等。

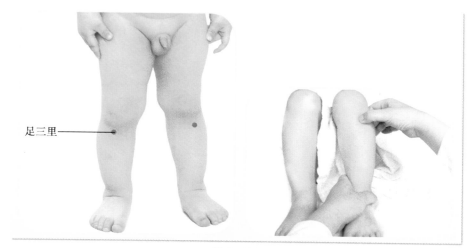

图 2-132

**配穴**：

1. 掐揉足三里配推七节骨、补脾经、揉外劳宫、推大肠——治脾虚泻。

2. 掐揉足三里配捏脊、摩腹——保健推拿。

3. 掐揉足三里配逆运八卦、清四横纹、补脾经、清板门——治疗食欲不振。

4. 掐揉足三里配逆运八卦、清四横纹、点神阙——治疗腹胀。

5. 掐揉足三里配逆运八卦、清四横纹、推天柱骨——治疗呕吐。

6. 掐揉足三里配揉乙窝风、揉外劳宫——治疗腹痛（寒性）。

### 三、丰隆

**位置**：小腿前外侧，外踝尖上 8 寸，距胫骨前缘二横指（中指），在胫骨、腓骨之间。

**操作**：揉、按揉或掐揉法（图 2-133）。10 ~ 30 次。

**作用**：祛痰镇咳平喘。

**主治**：痰鸣，咳嗽，哮喘，下肢麻木痹痛等。

**配穴**：掐揉丰隆配逆运内八卦，揉膻中、肺俞——治疗痰鸣，咳嗽，哮喘。

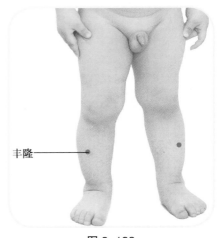

图 2-133

### 四、三阴交

**位置**：小腿内侧，内踝尖上 3 寸处。

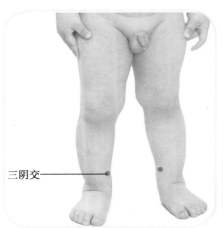

图 2-134

**操作**：揉、按揉或掐揉法（图 2-134）。10 ~ 30 次。

**作用**：通血脉，活经络，疏下焦，利湿热，通调水道，亦能健脾胃，助运化。

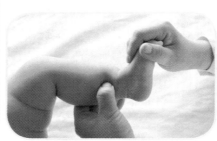

**主治**：癃闭，神经性尿频，惊风，消化不良，下肢麻木痹痛等。

**配穴**：三阴交配曲骨或中极——治疗尿频，遗尿。

### 五、阳陵泉

**位置**：小腿外侧，腓骨小头前下方凹陷处。

**操作**：揉、按揉或掐揉法（图 2-135）。10 ~ 30 次。

**作用**：疏肝利胆，调经和络，舒展筋脉。

**主治**：下肢痿痹、麻木，足不能背屈，膝肿痛，胸胁痛，口苦，呕吐，黄疸，惊风，脑瘫等。

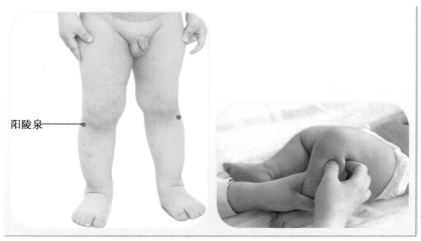

图 2-135

### 六、委中

**位置**:膝后腘窝横纹中点,两大筋间。

**操作**:揉、按揉或拿法(图 2-136)。10～30 次。

**作用**:疏通经络,息风止痉,顺气降逆。

**主治**:下肢痿痹、麻木,脑瘫,惊风抽搐,呕吐,腹胀等。

### 七、承山

**位置**:腓肠肌腹下"人"字形凹陷处。

**操作**:揉、按、推或拿法(图 2-137)。5～10 次。

**作用**:调和胃肠,息风止痉。

**主治**:下肢痿软,腿痛转筋,脑瘫,惊风抽搐,便秘,腹泻等。

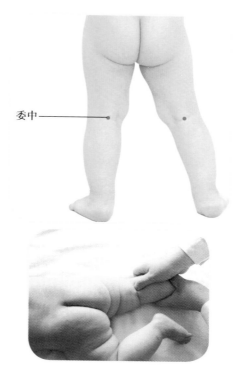

图 2-136

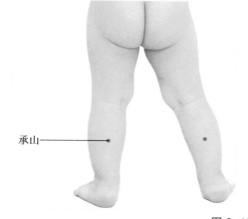

图 2-137

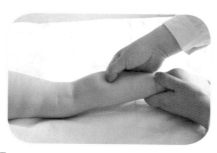

图 2-138

### 八、昆仑

**位置**:外踝后方,外踝尖与跟腱之间的凹陷处。

**操作**:揉、按、推或拿法(图 2-138)。5～10 次。

**作用**:舒筋活血通络,强腰补肾。

**主治**:下肢痿软,腰腿疼痛,足跟肿痛,足内翻,脑瘫,惊风抽搐,头痛。

### 九、仆参

**位置**：足跟外踝下凹陷中。

**操作**：拿法、掐法或口咬（老虎吞食法）（图2-139）。3～5次。

**作用**：醒神开窍，益肾健骨，舒筋活络。

**主治**：抽搐，昏迷，癫狂，晕厥，脑瘫，五迟，五软，腰痛，足跟痛等。

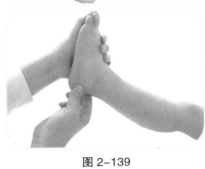

仆参

### 十、解溪

**位置**：踝关节前横纹中点，两筋之间凹陷处。

**操作**：揉、掐或摇法（图2-140）。揉50～100次，掐3～5次，摇5～7次。

图 2-139

**作用**：解痉，止吐泻。

**主治**：足下垂，足内、外翻，踝关节屈伸不利，惊风，抽搐，吐泻。

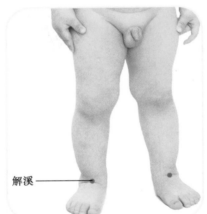

解溪

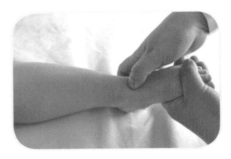

图 2-140

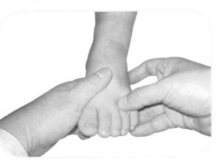

新设

### 十一、新设

**位置**：第三、四足趾缝间，趾蹼缘上方。

**操作**：掐法（图2-141）。50～100次。

**作用**：引腹部气下行。

**主治**：一切腹胀（治胀之要穴）。

图 2-141

## 十二、涌泉

**位置:**足掌心前 1/3 与后 2/3 交界的凹陷中。

**操作:**以拇指端揉之,称揉涌泉(图 2-142);以两拇指面轮流向足趾方向推之,称推涌泉。揉 10 ~ 30 次,推 100 ~ 300 次。

**作用:**引火归原,清脑降逆,退虚热,止吐泻。

**主治:**五心烦热,烦躁不安,发热,惊厥,头痛,呕吐,腹泻。

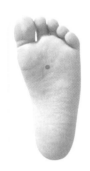
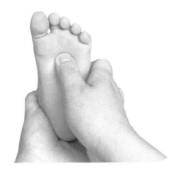

图 2-142

**配穴:**

1. 揉涌泉配揉小天心、补肾经、揉二马、清天河水——治疗烦躁不安、夜啼。

2. 揉涌泉配按百会、掐人中、掐十宣——治疗惊厥、癫痫。

3. 揉涌泉配揉补肾经、清板门——治疗五心烦热。

4. 揉涌泉配退六腑、大清天河水——用于实热证。

5. 揉涌泉配清板门——治疗呕吐、腹泻。

**说明:**如伴有腹泻者慎用本穴。

## 附:小儿推拿穴位图(图 2-143、图 2-144)

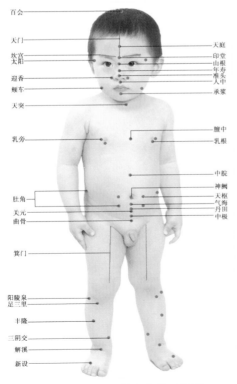

图 2-143 小儿推拿穴位正面观

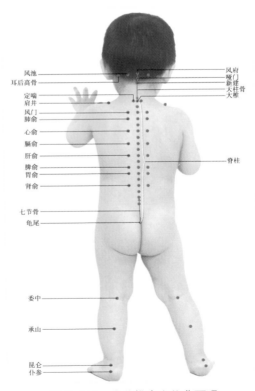

图 2-144 小儿推拿穴位背面观

# 第三章
# 小儿常见病症的推拿治疗

## 第一节　感　冒

### 一、风寒感冒

[症状] 发热轻,恶寒重,踡卧怕冷,喜人怀抱,无汗,头痛,鼻塞,喷嚏,流清涕,咽痒,咳嗽,痰白清稀或有泡沫,口不渴,舌淡,苔薄白,面带新滞色,脉浮紧。

[治则] 疏风解表,发散风寒。

[取穴] 主穴:揉小天心 300 次,揉乙窝风 300 次,补肾经 500 次,清板门 500 次,分阴阳 100 次;配穴:清肺经 300 次,清天河水 100 次(图 3–1)。

[随证加减]

1. 畏寒怕冷,四肢凉者加补脾经,推三关,揉膊阳池。

2. 无汗者多揉乙窝风或加揉二扇门,拿风池。

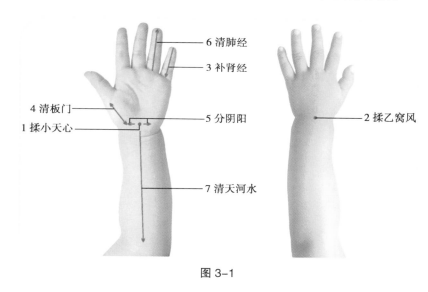

图 3–1

3. 鼻塞、流涕者加黄蜂入洞,揉迎香,擦鼻旁。

4. 头痛或汗出不畅者加拿列缺,四大手法(开天门,分坎宫,运太阳,揉耳后高骨);

5. 夹痰者(感冒兼见咳嗽频作,咳声重浊,喉中痰鸣,甚则面色青紫,并发肺风痰喘)加清四横纹,揉小横纹,揉二马,逆运内八卦,点天突,揉膻中、乳根、乳旁、肺俞,擦胸背。

6. 夹滞者(感冒兼见脘腹胀满,不思饮食,呕吐酸腐,口气秽浊,大便酸臭;或腹痛、腹泻,或大便秘结,小便短赤)加清补脾经,逆运内八卦,清四横纹,摩腹,揉中脘,挤捏神阙、天枢。

7. 夹惊者(感冒兼见啼哭不安,睡卧不宁,时见惊惕,龄齿,甚至可见惊厥抽搐,舌尖红,脉弦)加揉小天心(或用清心经代替),分阴阳,补肾经(或用清肝经代替),揉二马,掐五指节,掐老龙。

### 二、风热感冒

[症状] 发热重,恶风,有汗或少汗,头痛,鼻塞,喷嚏,流脓涕,咽红肿疼痛,咳嗽,痰黄而黏

稠,口干而渴,舌红,苔薄白或薄黄,面带新滞色,脉浮数。

[**治则**] 疏风清热,宣肺解表。

[**取穴**] 主穴:揉小天心300次,揉乙窝风300次,补肾经500次,清板门500次,分阴阳100次;配穴:大清天河水100次,清肺经300次,退六腑300次(图3-2)。

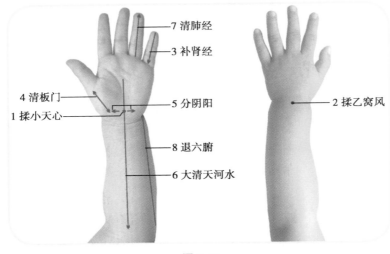

7 清肺经
3 补肾经
4 清板门
1 揉小天心
5 分阴阳
2 揉乙窝风
8 退六腑
6 大清天河水

图 3-2

[**随证加减**]

1. 头痛者加揉膊阳池、四大手法(开天门,分坎宫,运太阳,揉耳后高骨)。

2. 鼻塞者加黄蜂入洞、揉迎香。

3. 咽痛者加掐少商、拿合谷。

4. 夹痰、夹滞、夹惊者,请参考风寒感冒。

# 第二节 发 热

## 一、外感发热

分为外感风寒发热和外感风热发热,具体内容参见感冒一节。

## 二、内伤发热

1. 食积发热

[**症状**] 发热以夜暮为甚,腹壁灼热,夜眠不安,困倦无力,不思饮食,嗳腐吞酸,或伴呕吐,泄泻,腹胀拒按,便秘或泻下酸臭,完谷不化,苔白腻或黄腻,脉沉滑而数。面微黄,鼻准、鼻翼色黯无泽,鼻翼部色黄白而硬,山根青筋横截。

[**治则**] 消食导滞,清热。

[**取穴**] 主穴:清补脾经500次,清板门500次,逆运内八卦300次,清四横纹200次,清大肠300次;配穴:清肺经300次,退六腑300次,清天河水200次(图3-3)。

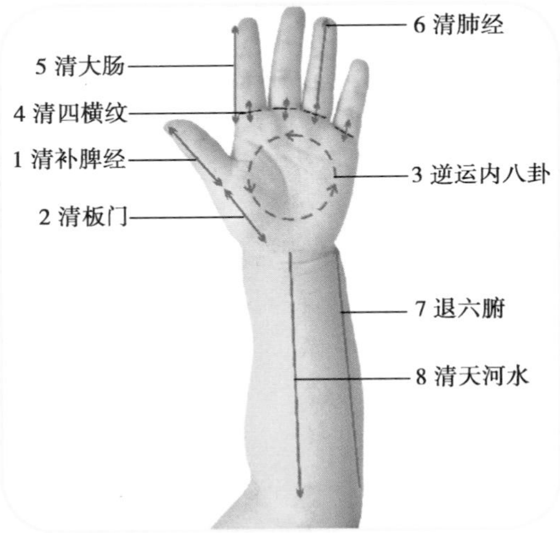

[**随证加减**] 呕吐者加推天柱骨;腹胀痛者加点神阙,摩腹,揉天枢,拿肚角;便秘者加推下七节骨;夜眠不安者加揉小天心,分阴阳;有外感症状者先加解表穴。

6 清肺经
5 清大肠
4 清四横纹
1 清补脾经
2 清板门
3 逆运内八卦
7 退六腑
8 清天河水

图 3-3

2.阴虚发热

[**症状**] 五心烦热,午后低热,两颧潮红,心烦易怒,不喜衣被,睡眠少,盗汗,纳差,体瘦,年长儿有目眩耳鸣,腰酸,四肢无力。舌红苔少或无苔,脉细数。

[**治则**] 滋阴清热。

[**取穴**] 主穴:补肾经500次,清板门500次,揉小天心300次,分阴阳200次,清天河水200次;配穴:揉二马300次,逆运内八卦300次,清四横纹200次,清补脾经300次(图3-4)。

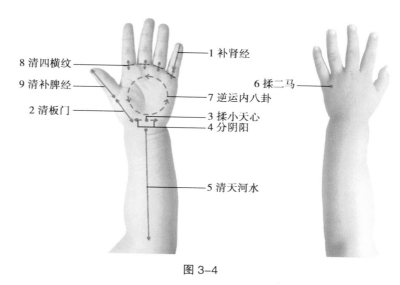

图 3-4

[**随证加减**] 热退后清补脾经改为补脾经,烦热较重者加揉涌泉或水底捞明月,盗汗者加揉肾顶。

# 第三节 咳 嗽

## 一、外感咳嗽

[**症状**] 咳嗽,单咳或阵咳,鼻塞,流涕等。风寒咳嗽则喉痒声重,痰稀或为白沫,恶寒重,发热轻,无汗,苔薄白,脉浮紧;风热咳嗽则咳嗽不爽,痰黏稠而黄,不易咳出,发热有汗,口渴咽痛,苔薄黄,脉浮紧。

[**治则**] 疏风解表,宣肺止咳。

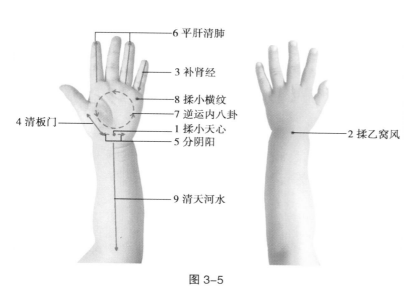

图 3-5

[**取穴**] 主穴:揉小天心300次,揉乙窝风300次,补肾经500次,清板门500次,分阴阳100次;配穴:平肝清肺400次,逆运内八卦300次,揉小横纹300次,清天河水100次(图3-5)。

[**随证加减**] 咳重痰多者按揉天突、膻中、乳根、乳旁、肺俞,分推肩胛骨,横擦背部,叩背;有干、湿性啰音者多揉小横纹、二马、四横纹。鼻塞流涕者加黄蜂入洞,揉迎香;无汗者加开天

门,分坎宫,运太阳,揉耳后高骨,拿风池,拿合谷;发热者加退六腑,拿曲池,推脊,挤捏大椎。

## 二、内伤咳嗽

[症状] 体虚久咳。阴虚咳嗽则干咳少痰,午后夜间咳甚,咽喉燥痒,五心烦热,盗汗低热,舌红少津等;脾肺气虚则咳嗽无力,痰白清稀,胸闷纳呆,少气懒言,自汗,舌淡,苔薄白等;痰湿咳嗽则咳嗽痰多,色白清稀,胸闷纳呆,苔白厚或腻等;痰热咳嗽则痰多色黄难咯,气息粗促,喉中痰鸣,或伴发热口渴,小便短赤,大便干结等。

[治则] 宣肺止咳化痰,调理脾肺。

[取穴] 主穴:补脾经300次,揉乙窝风300次,补肾经500次,清板门500次,平肝清肺400次;配穴:逆运内八卦300次,清四横纹200次,揉二马200次,清天河水100次(图3-6)。

[随证加减] 咳重痰多者加按揉天突、膻中、乳根、乳旁、肺俞,分推肩胛骨,按弦走搓摩;有干、湿性啰音者多揉小横纹、二马、四横纹;便秘者加退六腑,泻大肠,揉膊阳池;纳呆者加掐揉足三里;自汗者加揉肾顶;体虚无力者加捏脊,推三关,揉脾俞、胃俞、肾俞。

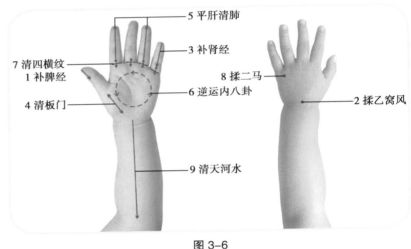

图 3-6

[注意事项] 该法以外感、内伤所致的咳嗽为佳,炎症引起的咳嗽要用抗炎治疗,加用手法协助治疗效果更佳。

# 第四节 哮 喘

## 一、发作期

1. 寒性哮喘

[症状] 初起多有鼻流清涕,咳嗽咽痒,继之哮喘发作,喉间哮鸣,气急喘促,痰清稀色白多沫,形寒肢冷,形体消瘦,无汗,口不渴或渴喜热饮,溲清便溏,面色晦滞带青,舌淡苔白,脉浮紧。

[治则] 止哮平喘,温肺散寒。

[取穴] 主穴:揉小天心300次,揉小横纹300次,平肝清肺400次,逆运内八卦300次,补脾经500次;配穴:揉乙窝风300次,揉外劳宫200次,清四横纹200次,揉二马200次(图3-7)。

[随证加减] 重者可加开璇玑,揉天突、膻中、定喘、丰隆、肺俞,擦胸背(五指分开,在前胸顺八道推搓,后背从胸1到腰2沿肋间隙横擦),按弦走搓摩。

2. 热性哮喘

[症状] 起病之初,频咳咽红,鼻流浊涕,哮喘发作较急,咳喘痰鸣,胸高息涌,呼气延长,痰

稠色黄,胸中烦热,烦躁不安,或发热汗出,渴喜冷饮,乳食减少,小便黄赤,大便干燥或秘结,面赤,舌红苔黄,脉滑数。

[治则]清热泻肺,化痰平喘。

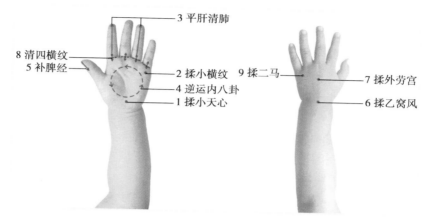

图 3-7

[取穴]主穴:揉小天心 300 次,揉小横纹 300 次,平肝清肺 400 次,退六腑 300 次,清大肠 300 次,配穴:逆运内八卦 300 次,清四横纹 200 次,补肾经 500 次,揉二马 200 次,清天河水 100 次(图 3-8)。

[随证加减]重者可加开璇玑,推下膻中,揉定喘、肺俞,分推肩胛骨,按弦走搓摩,挤捏天突、大椎。

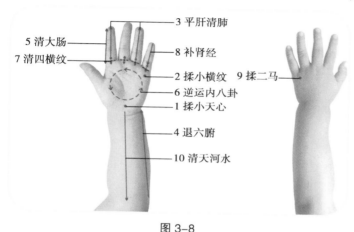

图 3-8

## 二、缓解期

[症状]肺气虚弱:面色㿠白,气短声低,倦怠乏力,自汗怕冷,易于感冒;脾气虚弱:咳嗽痰多,食少便溏,面黄肌瘦,体倦;肾虚不纳:面色淡白,动则气促,形寒怯冷,下肢欠温,脚软无力,小便清长,夜间遗尿。

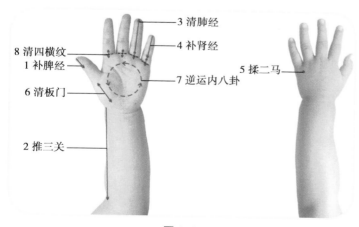

图 3-9

[治则]扶正固本,益气固表,宣肺,健脾,补肾。

[取穴]主穴:补脾经 500 次,推三关 300 次,清肺经 400 次,补肾经 500 次,揉二马 200 次;配穴:清板门 500 次,逆运内八卦 300 次,清四横纹 200 次(图 3-9)。

[随证加减]可加揉肺俞、脾俞、胃俞、肾俞,捏脊,掐揉足三里。

# 第五节 惊 证

[症状] 夜间惊惕不安,易惊醒,或惊哭惊叫,哭闹不眠,睡卧不安,四肢抽动,平时烦躁不宁,兼有饮食不增或减少,吐乳,大便色绿,发黄稀成绺、直立,印堂鼻唇沟青,面色青白,或青黄,体重不增或下降,舌苔随病因而不同,少数患儿伴有摇头、伸舌、弄舌,日久会影响生长发育,甚至转为慢惊风。

[治则] 安神镇惊为主,养护并重(查找病因治疗)。

[取穴] 主穴:揉小天心500次,分阴阳200次,补肾经500次,揉二马200次,大清天河水200次;配穴:掐揉五指节、老龙各5~7次(图3-10)。

[随证加减] 重症者加揉心俞、肝俞、膈俞;有外感症状者加解表穴,伤食者加调中助消化穴;呕吐加推天柱骨,大便不消化加揉外劳宫,逆运内八卦,

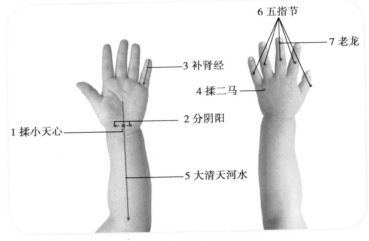

图 3-10

清四横纹,补脾经,揉足三里,清大肠等;面色青黄者多用补肾经,补脾经,推三关,揉小天心。

# 第六节 喉痹(咽喉肿痛)

## 一、急性喉痹

[症状] 起病较急,咽部疼痛、红而微肿,声音嘶哑,喉声重,呼吸困难,憋气,咳嗽似犬吠声,有喉鸣音,咳嗽痰多、稠黏不易咯出,饮食困难,烦躁不安,全身不适或伴有发热、大便偏干,严重时可见面色发绀等。

[治则] 首先解决呼吸困难,继而清肺、胃之热。开窍散结,清热解毒,滋阴降火。

[取穴] 先用急救穴:三棱针点刺放血,可选用少商、新建、大椎、委中、十宣,使其微出血。继之挤捏天突、新建、委中,或掐少商穴。继之用以下穴位推拿治疗:主穴:揉小天心300次,补肾经500次,清板门500次,掐揉合谷100次。配穴:清肺经500次,退六腑500次,泻大肠300次,逆运内八卦200次,清天河水100次(图3-11)。

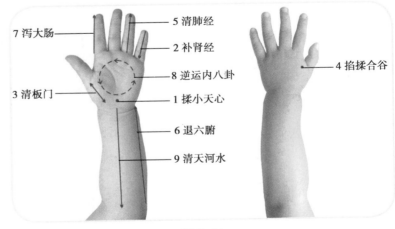

图 3-11

## 二、慢性喉痹

[**症状**] 病程较长,咽两侧红肿,色淡红,或黯红,微痛不剧,口干,咽燥,呛咳无痰,声音嘶哑,其音较低,阴虚肺燥则午后及黄昏症状明显,肾阴不足则晨起时症状较重。无发热,可伴有烦躁不安,食欲下降,面青,陈滞色。

[**治则**] 滋阴清热,清肺润燥,调中益气。

[**取穴**] 主穴:补肾经 1500 次,揉二马 500 次,清板门 500 次,揉小天心 300 次,清肺经 500 次,揉合谷 100 次。配穴:逆运内八卦 200 次,清四横纹 400 次,退六腑 500 次,清天河水 100 次(图 3-12)。

[**随证加减**] 亦可加揉天突,拿喉结,揉肺俞。

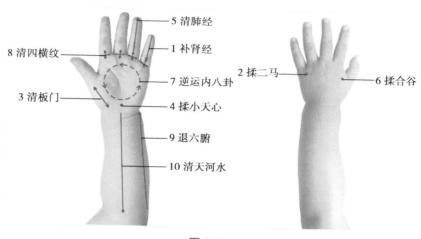

5 清肺经
1 补肾经
8 清四横纹
7 逆运内八卦
3 清板门
4 揉小天心
9 退六腑
10 清天河水
2 揉二马
6 揉合谷

图 3-12

# 第七节　乳蛾(扁桃体炎)

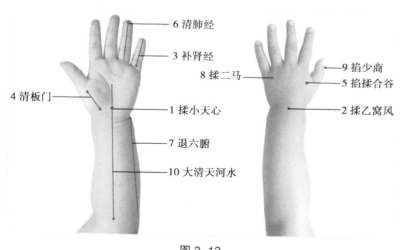

6 清肺经
3 补肾经
8 揉二马
4 清板门
1 揉小天心
7 退六腑
10 大清天河水
9 掐少商
5 掐揉合谷
2 揉乙窝风

图 3-13

乳蛾又称扁桃体炎,以扁桃体红肿疼痛、化脓为特征,因其红肿,形状似乳头或蚕蛾,故称乳蛾。本病一年四季均可发病,西医学属于上呼吸道感染范畴,若治疗不当,可导致扁桃体周围脓肿,急性风湿热、心肌炎、关节炎,肾病等并发症。临床将其分为急性乳蛾和慢性乳蛾。

## 一、急性乳蛾

[**症状**] 扁桃体红肿疼痛,状如蚕蛾,甚者出现脓点或脓液,高热不退,下午及夜晚发热重,吞咽困难,可伴有呕吐,咳嗽咯痰,大便秘结,小便赤涩等。

[**治则**] 消肿散结,清热凉血。

[**取穴**] 主穴:揉小天心 300 次,揉乙窝风 300 次,补肾经 500 次,清板门 500 次,掐揉合谷 100 次。配穴:清肺经 500 次,退六腑 500 次,揉二马 300 次,掐少商 5~7 次,大清天河水 100 次(图 3-13)。

[随证加减] 可加用三棱针点刺少商、新建、耳尖等穴位,继用挤捏法,使其微出血。高热不退者,挤捏背部:由大椎穴下起至第1腰椎处止,挤捏1行,左右各挤捏2行,共5行。挤捏时以皮肤紫红色为度。

## 二、慢性乳蛾

[症状] 咽部扁桃体肿大,其色黯红或淡红,或有微咳,咽部干燥,微痛不适,晨起时尤重,不发热,夜睡微有烦躁,睡时打鼾,或见便秘,小便色黄。

[治则] 活血通郁散结,滋阴降火。

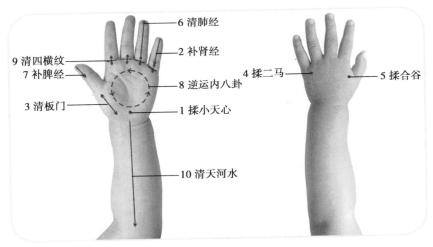

图 3-14

[取穴] 主穴:揉小天心 500 次,补肾经 1500 次,清板门 500 次,揉二马 500 次,揉合谷 100 次。配穴:清肺经 500 次,补脾经 200 次,逆运内八卦 200 次,清四横纹 400 次,清天河水 100 次(图 3-14)。

[随证加减] 可加挤捏新建,揉天突,捏脊。

# 第八节 泄 泻

## 一、伤食泻

[症状] 脘腹胀满,腹痛啼哭,痛则欲泻,泻后痛减,大便酸臭,水谷夹杂,黄白相兼,或臭如败卵,嗳气酸馊,或呕吐,不思饮食,睡卧不宁,苔厚腻或微黄,面青黄,山根青筋横截。脉象滑数。

[治则] 消食导积,调中止泻。

[取穴] 主穴:清补脾经 400 次,清板门 500 次,逆运内八卦 300 次,清四横纹 200 次;配穴:分阴阳 200 次,泻大肠 300 次,清天河水 200 次(图 3-15)。

[随证加减] 呕吐者加推天柱骨,水泻者加利小肠,有外感症状者先解表。推拿 1~2 天后症状改善者清补脾经改为补脾经,泻大肠改为清大肠。

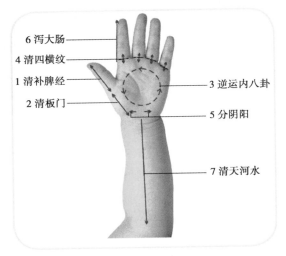

图 3-15

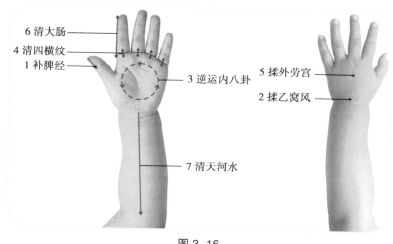

图 3-16

标注：
6 清大肠
4 清四横纹
1 补脾经
3 逆运内八卦
5 揉外劳宫
2 揉乙窝风
7 清天河水

## 二、风寒泻

[症状] 泻物清稀色淡黄，多泡沫，臭味不大，肠鸣腹痛，喜按喜暖，常伴鼻塞，微恶风寒，或有发热，唇舌色淡，舌苔薄白或腻，指纹淡红，脉象浮紧。面带滞色。

[治则] 疏风散寒，和中止泻。

[取穴] 主穴：补脾经500次，揉乙窝风300次，逆运内八卦300次，清四横纹200次；配穴：揉外劳宫300次，清大肠300次，清天河水100次（图3-16）。

[随证加减] 有外感症状者先加解表穴。腹痛重者加挤捏神阙，揉天枢，拿肚角或摩腹揉脐。

## 三、湿热泻

[症状] 起病急骤，泻物暴注下迫，日十余次，甚者更多，呈蛋花样或水样便，色黄或褐，气味秽臭，肛门灼热，发热烦躁，口渴喜饮，腹痛阵阵或伴恶心呕吐，食欲减退，甚者精神萎靡，囟门及眼窝下陷，小便黄少，皮肤干瘪，唇干而赤，舌红少津，苔黄腻，指纹紫滞，脉象滑数。

[治则] 清热利湿，调中止泻。

[取穴] 主穴：揉小天心300次，补肾经500次，清补脾经500次，清板门500次，大清天河水200次，退六腑200次，利小肠500次；配穴：逆运内八卦300次，清四横纹200次，泻大肠300次（图3-17）。

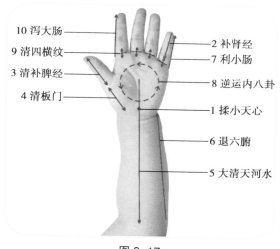

图 3-17

标注：
10 泻大肠
9 清四横纹
3 清补脾经
4 清板门
2 补肾经
7 利小肠
8 逆运内八卦
1 揉小天心
6 退六腑
5 大清天河水

[随证加减] 无尿或少尿可加推箕门800次。第一天治疗应以去热为主，第二天再调中止泻。推拿1~2天后症状改善者泻大肠改为清大肠。

## 四、脾虚泻

[症状] 病情迁延，时轻时重，或时发时止，大便稀溏，色淡不臭，夹杂未消化食物，每于食后即泻，多食则便多，食欲不振，神疲倦怠，形体消瘦，睡时露睛，面色萎黄，舌质淡，苔薄白，指纹淡，脉缓弱。

[治则] 健脾益气，助运化湿。

[取穴] 主穴:补脾经 500 次,清板门 500 次,揉乙窝风 300 次,揉外劳宫 300 次,补大肠 400 次;配穴:逆运内八卦 300 次,清四横纹 200 次,补肾经 500 次,揉二马 200 次,推三关 300 次或掐揉足三里 10 次(图 3-18)。

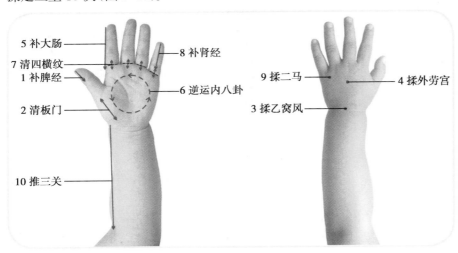

[随证加减] 纳亢者,逆运内八卦改顺运内八卦。患儿症状好转可改为捏脊疗法以巩固治疗,每日 1 次,14 天为 1 个疗程。视病情轻重,可连续治疗 2~3 个疗程。

图 3-18

## 五、肾虚泻

[症状] 久泻不止,缠绵难愈,五更作泻,泻物稀溏,伴色绿、质黏,泻后即安,下腹畏寒,四肢厥冷,面青或面白无华,舌质淡,苔薄白,指纹淡,脉细弱。

[治则] 补肾益脾,温阳止泻。

[取穴] 主穴:补肾经 800 次,揉二马 300 次,补脾经 500 次,清板门 300 次,揉外劳宫 400 次,补大肠 300 次。配穴:逆运内八卦 300 次,清四横纹 200 次,清天河水 100 次(图 3-19)。

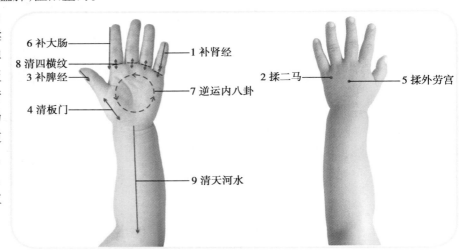

图 3-19

## 六、惊泻

[症状] 惊惕不安,肢体抽动,阵发性哭闹,大便绿色、有黏液,量少而频,惊惧则泻剧,睡中惊惕,面青以印堂为著,舌质淡,苔薄白,指纹青,脉弦细。

[治则] 镇惊安神,调中止泻。

[取穴] 主穴:揉小天心 500 次,分阴阳 200 次,补肾经 500 次,揉二马 300 次,大清天河水 200 次。配穴:逆运内八卦 300 次,揉外劳宫 300 次,清大肠 300 次。掐揉五指节、老龙各 5~7 次(图 3-20)。

[随证加减] 惊证重者或效果不佳者可加揉心俞、肝俞各 100 次。

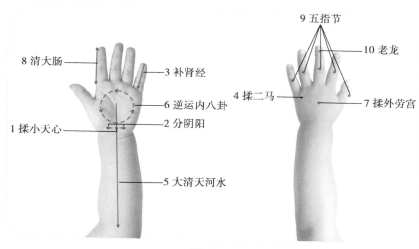

图 3-20

# 第九节　呕　吐

## 一、伤食呕吐

[症状] 口吐乳食或宿食,气味酸馊,嗳腐吞酸,口气秽臭,不愿进食,甚至腹部胀热,身有潮热,面色微黄,山根青筋显露。

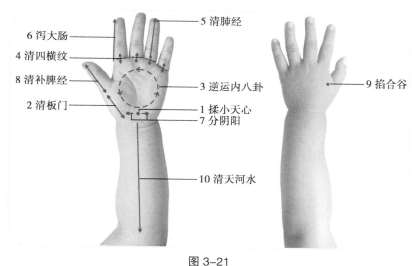

图 3-21

[治则] 消食导积,调中降逆。

[取穴] 主穴:揉小天心 300 次,清板门 400 次,逆运内八卦 300 次,清四横纹 200 次。配穴:清肺经 300 次,泻大肠 300 次,分阴阳 200 次,清补脾经 300 次,掐合谷 5~7 次,清天河水 200 次,推天柱骨 200 次(图 3-21)。

[随证加减] 有外感症状者先解表;重症者挤捏大椎、曲泽、委中;推拿 1~2 天后症状改善者清补脾经改为补脾经,泻大肠改为清大肠。

## 二、风寒呕吐

[症状] 吐物不化,清稀无臭,吐时少而吐物多,或朝食暮吐,暮食朝吐,面青黄,口唇苍白,舌质淡,苔白。形寒肢冷,腹痛绵绵,肠鸣作泻,泻物稀溏,或伴有风寒感冒。

[治则]温中降逆,调中止呕。

[取穴]主穴:补脾经500次,揉乙窝风300次,清板门300次,逆运内八卦300次,清四横纹200次。配穴:揉外劳宫300次,推天柱骨200次(图3-22)。

[随证加减]有外感症状者先加解表穴;肠鸣腹痛者加挤捏神阙,掐足三里。

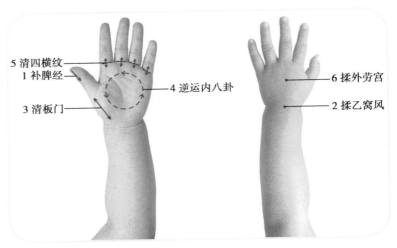

图 3-22

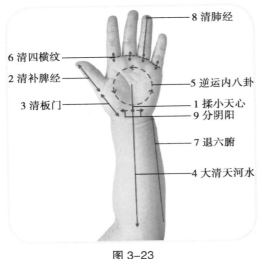

图 3-23

## 三、胃热呕吐

[症状]吐物呈黄黏水,酸臭或味苦,入食即吐,吐时多出物少,口渴喜冷饮,烦躁少寐,小便短赤,唇干,舌红,苔黄。

[治则]清热和胃。

[取穴]主穴:揉小天心300次,清补脾经300次,清板门300次,大清天河水200次,逆运内八卦300次,清四横纹200次。配穴:退六腑200次,清肺经200次,分阴阳200次,推天柱骨200次(图3-23)。

[随证加减]有感冒者先解表。吐泻较重者委中、曲泽、天枢、神阙先用三棱针针刺,继用挤捏法。

## 四、惊恐呕吐

[症状]跌仆惊恐后出现暴发性频吐清涎,身热心烦,神态紧张,惊哭惊叫,睡眠不安,面色时青时白。

[治则]镇惊,和胃止呕。

[取穴]主穴:揉小天心300次,分阴阳200次,补肾经500次,大清天河水200次。配穴:清板门300次,逆运内八卦300次,四横纹200次,掐揉五指节、老龙各5~7次,推天柱骨300次(图3-24)。

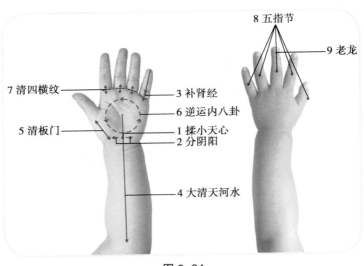

图 3-24

# 第十节 厌 食

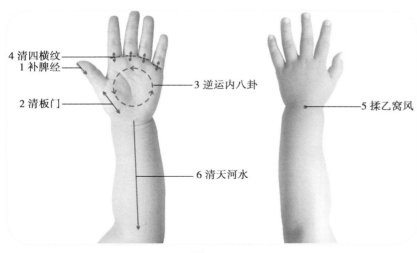

图 3-25

[症状] 不知饥饿,不思饮食,见食不贪,或饮食无味,厌恶进食,尤恶油腻,甚至拒食,或进食易饱,食量减少,若强行进食则伴有腹胀腹痛,呕吐,大便或干或稀,日久形体消瘦,面色少华或萎黄。

[治则] 健脾调中,助消化。

[取穴] 主穴:补脾经 500 次,清板门 300 次,逆运内八卦 300 次,清四横纹 200 次。配穴:揉乙窝风 300 次,清天河水 100 次,掐揉足三里(图 3-25)。

[随证加减] 腹痛者加揉外劳宫;便秘者加清肺经,泻大肠;呕吐者加天柱骨;体虚者加捏脊,摩腹揉脐,按揉脾俞、胃俞。

# 第十一节 善 食 易 饥

[症状] 多食易饥,食多而瘦,大便干,小便短,鼻孔赤,流浊涕,舌苔黄燥,精神好,睡眠少,睡中身体上窜或易惊醒。

[治则] 清肺胃之热,调中助消化。

[取穴] 主穴:清板门 500 次,清肺经 300 次,顺运内八卦 300 次,清四横纹 200 次。配穴:补肾经 300 次,揉二马 300 次,清天河水 100 次(图 3-26)。

[随证加减] 用上穴推拿 2~3 天后,饥饿症状消失,可加补脾经。

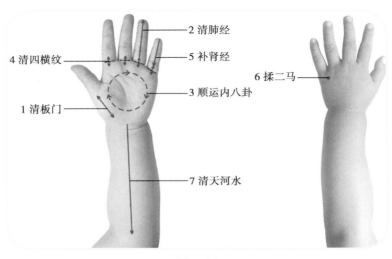

图 3-26

# 第十二节 积 滞

## 一、乳食内积

[**症状**] 乳食少思或不思,脘腹胀满,疼痛拒按,烦躁哭闹,睡卧不宁,或嗳腐吞酸,恶心呕吐,大便臭秽,吐泻后胀痛暂减,低热,肚腹热甚,面色黄,山根青。

[**治则**] 消积导滞,调中行气。

[**取穴**] 主穴:清补脾经500次,清板门300次,揉小天心300次,逆运内八卦300次,清肺经200次,退六腑200次;配穴:分阴阳200次,清四横纹200次,清大肠300次,清天河水100次(图3-27)。

[**随证加减**] 腹痛者加揉外劳宫,分腹阴阳,拿肚角;呕吐者加天柱骨。大便通畅后去退六腑。

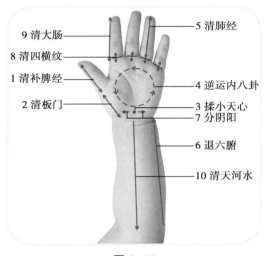

图 3-27

## 二、脾虚夹积

[**症状**] 神疲乏力,不思乳食,食则易饱,腹胀满,喜俯卧,夜寐不安,呕吐酸溲,大便稀溏,夹有乳片或食物残渣,面色萎黄,形体消瘦。

[**治则**] 健脾消积,调中扶正。

[**取穴**] 主穴:清补脾经500次,揉乙窝风300次,清板门300次,逆运内八卦300次,清四横纹200次;配穴:揉二马300次,清大肠300次,揉外劳宫200次,清天河水100次,分腹阴阳100次,掐揉足三里(图3-28)。

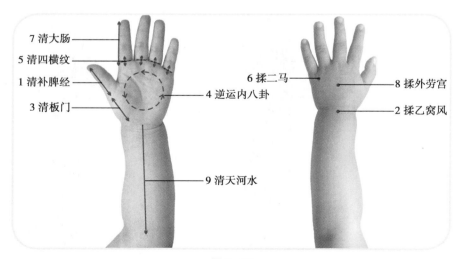

[**随证加减**] 体穴可加分腹阴阳,掐揉足三里。推拿1~2次后清补脾经改为补脾经,清大肠改为补大肠。症状重者加摩腹,揉中脘,按弦走搓摩。

图 3-28

# 第十三节　疳　证

## 一、积滞伤脾

[症状] 形体消瘦、肚腹膨胀,甚则青筋暴露,精神不振或烦躁哭闹,睡眠不宁,毛发稀疏如穗,面色萎黄无华,山根、鼻唇均青,食欲不振或多食多便。

[治则] 消积导滞,调理脾胃。

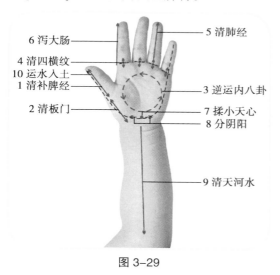

图 3-29

[取穴] 主穴:清补脾经 500 次,清板门 300 次,逆运内八卦 300 次,清四横纹 200 次,清肺经 200 次,泻大肠 300 次;配穴:揉小天心 300 次,分阴阳 200 次,清天河水 100 次,运水入土,捏脊,重提脾俞、胃俞(图 3-29)。

[随证加减] 多食多便者逆运内八卦改为顺运内八卦;推拿 1~2 次后清补脾经改为补脾经,泻大肠改为清大肠或补大肠。

## 二、气血两虚

[症状] 精神萎靡,发育迟缓,头大颈细,骨瘦如柴,毛发干枯,成绺竖直,皮肤干燥;啼哭无力,两目干涩,乳食懒进,食物不化,大便溏或清稀,时有低热,口唇干燥,腹凹如舟,四肢不温,喜蹲位,睡时露睛,面灰黯,唇舌淡。

[治则] 补益气血,温中健脾。

[取穴] 主穴:补脾经 300 次,推三关 200 次,补肾经 300 次,揉二马 300 次,清板门 300 次,揉外劳宫 200 次,捏脊每日 1 次,1 个月为 1 个疗程;配穴:逆运内八卦 300 次,清四横纹 200 次,按揉足三里 5~7 次,摩腹 200 次(图 3-30)。

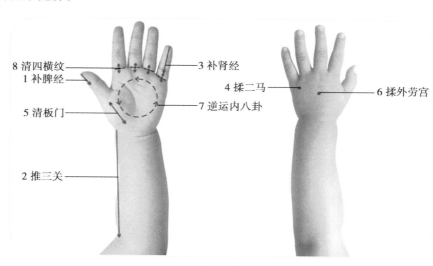

图 3-30

# 第十四节 腹　　痛

## 一、寒积腹痛

[**症状**] 腹部疼痛,阵阵发作,哭叫不安,遇冷痛甚,得温痛减,口不渴,喜热饮,夜睡喜俯卧,肠鸣辘辘,面色苍白,甚者唇色紫黯,额出冷汗,手足不温,或兼吐泻,小便清长,大便清稀,舌淡苔白。

[**治则**] 温中散寒,理气止痛。

[**取穴**] 主穴:补脾经 500 次,揉乙窝风 300 次,揉外劳宫 300 次,点神阙或挤捏神阙,摩腹,拿肚角,掐揉足三里,点按背俞穴;配穴:逆运内八卦 200 次,清四横纹 400 次(图 3-31)。

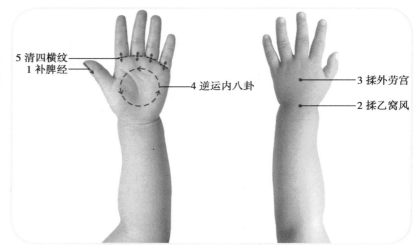

图 3-31

## 二、食积腹痛

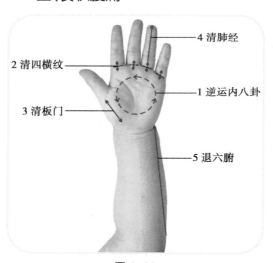

图 3-32

[**症状**] 食入痛甚,脘腹胀满,疼痛拒按,痛则欲泻,泻后痛减,乳食少思,嗳腐吞酸,或伴有呕吐,吐物酸馊,矢气频作,大便秽臭,夜卧不宁,口臭,舌苔厚腻。

[**治则**] 消食导滞,行气止痛。

[**取穴**] 主穴:逆运内八卦 200 次,清四横纹 400 次,清板门 500 次;配穴:清肺经 500 次,退六腑 500 次,揉中脘,挤捏神阙,拿肚角,分腹阴阳,按弦走搓摩,点按背俞穴(图 3-32)。

[**随证加减**] 推拿 1~2 次后退六腑改为清大肠。

## 三、虚寒腹痛

[**症状**] 腹部绵绵,时作时止,痛处喜热喜按,乳食少进,或食后腹胀,大便溏薄,精神倦怠,乏力懒言,形体消瘦,舌淡苔白。

[**治则**] 温中健脾,益气止痛。

[**取穴**] 主穴:补脾经 500 次,推三关 300 次,揉外劳宫 300 次;配穴:逆运内八卦 200 次,清四横纹 200 次,补肾经 500 次,摩腹,揉脐,拿肚角,捏脊,按揉足三里(图 3-33)。

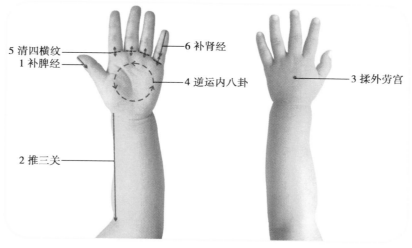

5 清四横纹
1 补脾经
6 补肾经
4 逆运内八卦
3 揉外劳宫
2 推三关

图 3-33

## 四、虫积腹痛

[**症状**] 腹痛突然发作,以脐周为甚,时痛时止,喜揉喜按,痛后如常人,或腹部触及块状物,按之则消,或痛如钻顶,呕吐清涎,面黄肌瘦,食欲不振或喜食异物,多有便虫病史,大便化验可见虫卵。

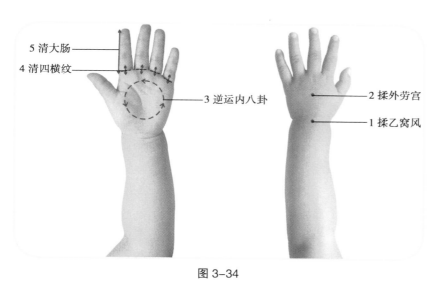

5 清大肠
4 清四横纹
3 逆运内八卦
2 揉外劳宫
1 揉乙窝风

图 3-34

[**治则**] 温中行气,安虫止痛。

[**取穴**] 主穴:揉乙窝风 300 次,揉外劳宫 400 次,摩腹,揉脐或挤捏神阙,按揉肝俞、胆俞,按揉背部压痛点;配穴:逆运内八卦 200 次,清四横纹 400 次,清大肠 300 次(图 3-34)。

[**说明**] 虫积腹痛时推拿可安虫止痛,而治其标;若求根治,还须配合药物驱虫治疗。

# 第十五节 便 秘

## 一、实热便秘

[**症状**] 便结不通,排便困难,排便间隔时间延长,腹胀痛而拒按,躁扰不安,夜卧不宁,或伴有不思饮食,恶心呕吐,口干口臭,唇燥裂或生疮,面赤身热,小便短涩不畅。

[**治则**] 清热通便。

[取穴] 主穴：清四横纹 400 次，清肺经 300 次，退六腑 200 次，揉膊阳池 100 次，补肾经 500 次，清板门 300 次；配穴：揉小天心 300 次，揉二马 300 次，泻大肠 300 次，清天河水 100 次，摩腹揉脐，拿天枢，推下七节骨，按揉足三里（图 3-35）。

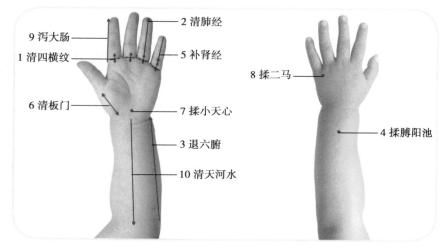

9 泻大肠
2 清肺经
1 清四横纹
5 补肾经
6 清板门
7 揉小天心
3 退六腑
10 清天河水
8 揉二马
4 揉膊阳池

图 3-35

## 二、虚寒便秘

[症状] 大便艰涩不畅，虽有便意但努挣乏力难下，便质并不干硬或干散不黏，不成形，神疲气短，面色青白，唇甲色淡，腹冷隐痛喜按，小便清长，四肢厥冷，喜热恶寒。

[治则] 补虚扶弱，益气养血，滋阴润燥通便。

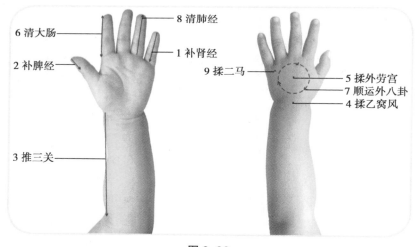

6 清大肠
8 清肺经
2 补脾经
1 补肾经
9 揉二马
5 揉外劳宫
7 顺运外八卦
4 揉乙窝风
3 推三关

图 3-36

[取穴] 主穴：补肾经 500 次，补脾经 500 次，推三关 100 次，揉乙窝风 300 次，揉外劳宫 300 次，清大肠 300 次；配穴：顺运外八卦 300 次，清四横纹 400 次，清肺经 300 次，揉二马 100 次，挤捏神阙，推下七节骨，捏脊，按揉足三里（图 3-36）。

# 第十六节　癃闭（尿潴留）

癃闭是以排尿困难，甚至小便闭塞不通为主的一种病症。其中小便不畅，点滴而出，病势较缓者为之癃；欲解不得，胀急难通，病势较急者为之闭，统称为癃闭，西医称为尿潴留。推拿对本病治疗有一定的效果。癃闭若不及时治疗易导致严重的并发症。

## 一、气虚癃闭

[症状] 小便困难,滴沥不爽,排出无力,面色㿠白,形寒肢冷,神疲肢倦,哭声低微,舌淡苔白,下腹胀硬。

[治则] 培补元气,加强排尿功能。

[取穴] 主穴:补肾经 500 次,揉二马 300 次,揉外劳宫 300 次,推箕门 300 次,拨龙头(压膀胱上)3～5 次。配穴:补脾经 300 次,利小肠 200 次,推三关 100 次,揉小天心 300 次(图 3-37)。

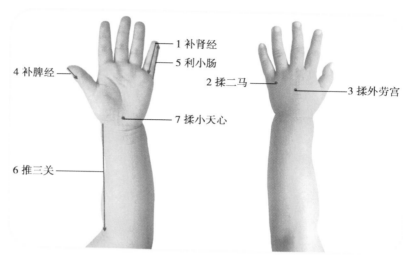

图 3-37

## 二、湿热癃闭

[症状] 小便短赤,点滴而出,浑浊不通,小腹急胀拒按,烦躁啼哭不安,口渴不欲饮,舌质红,苔黄腻。

[治则] 清热利湿,并助排尿功能。

[取穴] 主穴:补肾经 500 次,清补脾经 300 次,清肺经 200 次,揉小天心 300 次,推箕门 200 次,拨龙头 3～5 次。配穴:利小肠 200 次,清天河水 100 次(图 3-38)。

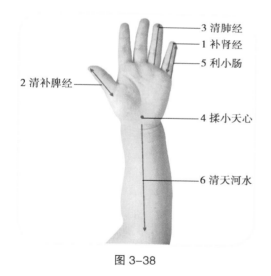

图 3-38

# 第十七节　口　疮

## 一、实火口疮

[症状] 唇、舌、齿龈、口腔黏膜上散在程度不同、大小不等、红肿糜烂的溃疡面(溃疡周围红润,白色分泌物多),流涎口臭,疼痛较甚,啼哭拒食,间或发热,睡卧不宁,大便干结,小便短赤,舌红苔黄。证属心脾积热。

[治则] 清热泻火。

[取穴] 主穴：揉小天心 500 次,补肾经 500 次,揉总筋 300 次,清补脾经 300 次,清四横纹 400 次,大清天河水 200 次;配穴:清板门 300 次,揉小横纹 300 次,利小肠 300 次,平肝清肺 300 次,退六腑 200 次,揉膊阳池 200 次(图 3-39)。每日 1~2 次,3 天 1 个疗程。不能进食者给予支持疗法以补充体液。

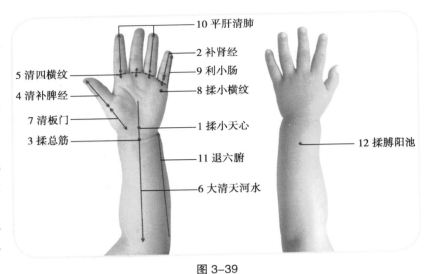

图 3-39

## 二、虚火口疮

[症状] 口舌生疮溃烂,周围淡红,疮面灰白或灰黄,疼痛较轻,经久不愈,反复发作,脘腹胀满,嗳气少食,倦怠乏力,大便稀溏,面色微黄,手足心热,舌红少苔。证属虚火上炎。

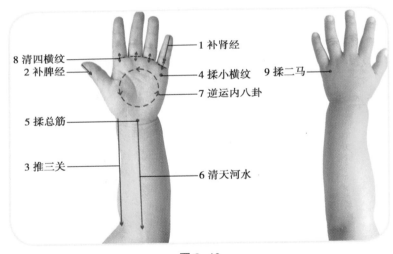

图 3-40

[治则] 滋阴降火,扶正祛邪。

[取穴] 主穴:补肾经 500 次,补脾经 500 次,推三关 200 次,揉小横纹 300 次,揉总筋 200 次,清天河水 100 次;配穴:逆运内八卦 300 次,清四横纹 200 次,揉二马 200 次,推涌泉 100 次(图 3-40)。

# 第十八节　弄舌、吐舌

弄舌是指小儿将舌时露时收,频频玩弄的一种症状,又称"耍舌风"、"蛇丝惊"。吐舌是指小儿将舌伸长而缩缓,或伸出口外而不收者。两者均属病态,多因心脾积热或亏损所致,尤其在大病中见弄舌、吐舌多为心脾亏损太过之征,预后欠佳。一般认为吐舌是心经有热,弄舌是脾经有热。弱智患儿出现的吐舌、弄舌,不属本病讨论的范围。

## 一、心热

[症状] 频频吐舌,口渴面赤,气粗而热,烦躁喜冷,舌质及舌尖色赤。

[治则] 清热泻心火。

[取穴] 主穴:大清天河水300次,利小肠300次,揉小天心300次;配穴:分阴阳200次,掐揉五指节3~5次(图3-41)。

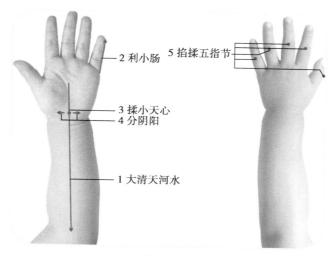

图 3-41

## 二、脾热

[症状] 时时弄舌,上下左右,犹如蛇舔,大便赤黄而稠黏,甚者硬结;面黄身微热,脘腹痞满,不思饮食,舌红苔黄腻。

[治则] 清脾利湿。

[取穴] 主穴:清补脾经500次,清板门400次,揉小天心300次,分阴阳100次;配穴:清天河水100次,清肺经300次,退六腑300次(图3-42)。

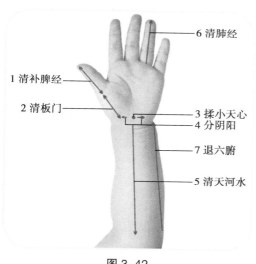

图 3-42

## 三、心脾亏损

[症状] 身体虚弱无力,消瘦,食欲差,大便或溏或干,小便少赤,时时吐舌、弄舌。

[治则] 补虚扶弱,引火归原。

[取穴] 主穴:揉小天心300次,补肾经500次,揉二马300次,清补脾经500次,清板门300次;配穴:清天河水100次,逆运内八卦200次,清四横纹200次(图3-43)。

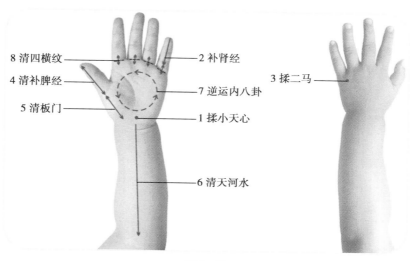

图 3-43

# 第十九节　重舌、木舌

重舌又称"子舌",是指舌系带两侧红肿突起,甚至膨出舌外。木舌是指舌体肿大,麻木不灵。重舌一般危害不大,木舌则不然,若不及时治疗,可引起吞咽困难而成危症。

[症状] 重舌:舌下近根处,红肿膨起,状似小舌,无疼痛感,若小舌连贯丛生,塞满舌下,可妨碍吮乳或进食,证属心脾积热。木舌:舌体肿大,转动不灵,或肿塞满口,嘴难闭拢,妨碍吮乳,甚至呼吸不畅,或伴发热。亦为心脾积热上炎舌窍。

[治则] 清热凉血,散瘀结,利小便。

[取穴] 主穴:大清天河水 300 次,揉小天心 300 次,利小肠 500 次,退六腑 300 次,补肾经 500 次;配穴:清肺经 300 次,清板门 300 次,揉肾纹 200 次,清补脾经 500 次(图3-44)。

[随证加减] 食欲差者加逆运内八卦 200 次,清四横纹 200 次。

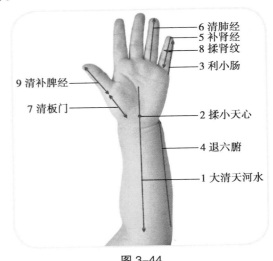

图 3-44

# 第二十节　新生儿不乳

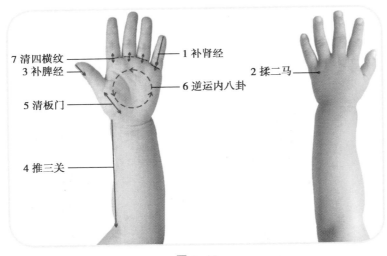

图 3-45

## 一、虚证

[症状] 生后吮乳无力或不吮乳,气息虚弱,哭声低沉,唇白舌淡,面色苍白。

[治则] 培补元气。

[取穴] 主穴:补肾经 300 次,揉二马 300 次,补脾经 200 次,推三关 100 次;配穴:清板门 300 次,逆运内八卦 300 次,清四横纹 200 次(图 3-45)。

## 二、寒证

[症状] 生后不乳,面色青白,口鼻气冷,四肢冷凉,皮肤苍白,大便溏薄,唇白舌淡。

[治则] 温中散寒。

[取穴] 主穴：补脾经 300 次，揉乙窝风 300 次，揉外劳宫 100 次；配穴：推三关 100 次，逆运内八卦 300 次，清四横纹 200 次，摩腹 100 次（图 3-46）。

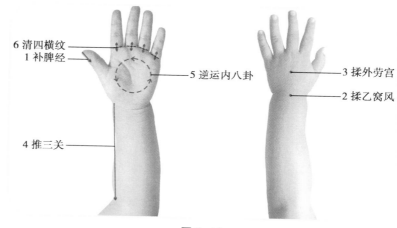

图 3-46

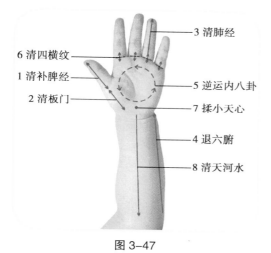

图 3-47

### 三、实热证

[症状] 恶心，呕吐，不乳，腹胀便秘，烦躁不宁，小便短赤，呼吸粗促，啼哭声粗，面赤，舌红苔黄。

[治则] 清热通便。

[取穴] 主穴：清补脾经 200 次，清板门 200 次，清肺经 300 次，退六腑 200 次；配穴：逆运内八卦 300 次，清四横纹 200 次，揉小天心 100 次，清天河水 100 次，摩腹揉脐 100 次（图 3-47）。

# 第二十一节　小儿夏季热（暑热证）

[症状] 不规律的发热不退，有的持续 2~3 个月，气温越高，体温越高，头身热，四肢凉，足部尤著，口渴多饮，尿多而清长，汗闭或微汗，食欲差，大便不调。

[治则] 滋阴清热，给予足够的水分和营养。

[取穴] 主穴：补肾经 500 次，清板门 300 次，揉小天心 300 次，揉乙窝风 300 次，分阴阳 200 次，退六腑 200 次；配穴：揉肾纹 200 次，清天河水 200 次，逆运内八卦 200 次，清四横纹 200 次（图 3-48）。

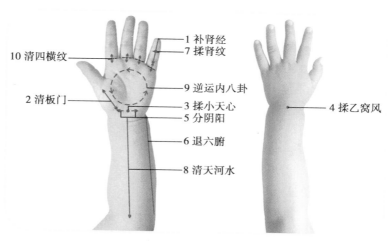

图 3-48

[随证加减] 长时间不退热者加揉二马,揉外劳宫(上盛下虚证),肢凉者拿列缺,补脾经,汗多者加揉肾顶。

# 第二十二节　胎黄(新生儿黄疸)

## 一、湿热熏蒸

[症状] 起病急,病程较短,表现为阳黄,面目皮肤发黄,色泽鲜明如橘皮,哭声响亮,不欲吮乳,心烦口渴,或有发热,大便秘结色黄,小便深黄,舌质红,苔黄腻。

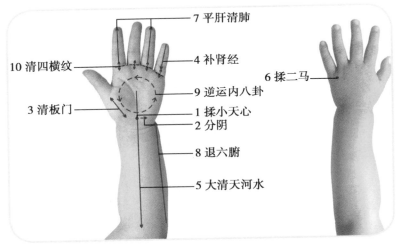

[治则] 清热利湿,利胆退黄。

[取穴] 主穴:揉小天心300次,分阴或分阴阳(阴重)100次,清板门300次,补肾经500次,大清天河水300次,揉二马200次;配穴:平肝清肺300次,退六腑300次,逆运内八卦200次,清四横纹200次(图3-49)。

图 3-49

## 二、寒湿阻滞

[症状] 起病缓,病程长,表现为阴黄,面目皮肤发黄,色泽晦黯,精神萎靡,体倦畏寒,四肢欠温,便溏,色灰白,小便淡黄,舌质淡,苔白腻。

[治则] 温中化湿,健脾益气。

[取穴] 主穴:补脾经500次,推三关200次,分阳或分阴阳(阳重)100次,补肾经500次,揉外劳宫300次,揉小天心300次,揉小横纹300次;配穴:逆运内八卦200次,清四横纹200次,揉二马200次,清天河水100次,摩腹揉脐100次或挤捏神阙(图3-50)。

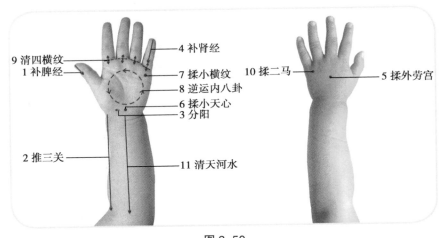

图 3-50

# 第二十三节 惊 风

惊风又称"惊厥"或"抽风",以全身或局部肌肉抽搐为主要特征,有的伴有意识障碍,是儿科常见危重急症之一,尤其以婴幼儿多见,因病情变化迅速,常威胁小儿生命,故应及时抢救治疗。临床分为急惊风与慢惊风两大类,凡起病急,属阳属实者,统称急惊风,病久中虚,属阴属虚者,统称慢惊风。

## 一、急惊风

[症状] 起病急骤,病程较短,多伴有高热、神昏、抽搐较重,两目上视,牙关紧闭,颈项强直,四肢抽搐,角弓反张。外感风邪者多伴有咳嗽流涕;感受暑邪者伴有恶心呕吐、烦躁嗜睡,重者深度昏迷,狂躁不安,呼吸困难;痰食惊风者伴有纳呆、呕吐、腹痛、便秘;惊恐惊风者面色时青时赤,惊惕不安,喜投母怀。

[治则] 清热,豁痰,镇惊,息风。

[取穴] 急救穴:掐人中,掐十宣,掐老龙,掐端正,掐精宁,掐威灵,拿曲池,拿仆参等穴交替使用,以惊止为度。病情缓解后取穴:揉小天心 300 次,分阴阳 200 次,补肾经 500 次,大清天河水 300 次,揉二马 200 次,平肝清肺 300 次,退六腑 300 次,揉涌泉 100 次(图3-51)。

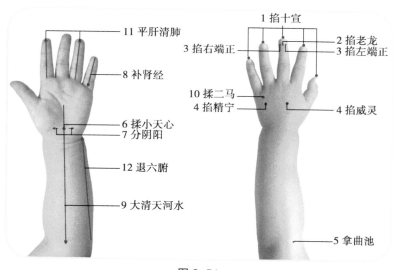

- 11 平肝清肺
- 8 补肾经
- 6 揉小天心
- 7 分阴阳
- 12 退六腑
- 9 大清天河水
- 1 掐十宣
- 3 掐右端正
- 2 掐老龙
- 3 掐左端正
- 10 揉二马
- 4 掐精宁
- 4 掐威灵
- 5 拿曲池

图 3-51

[随证加减] 头痛者加拿列缺,揉膊阳池;胸闷痰多者加逆运内八卦,推膻中,按揉丰隆;痰食惊风加逆运内八卦,清四横纹。

## 二、慢惊风

[症状] 起病缓慢,多不伴有发热,神昏、抽搐相对较轻,或仅见手指蠕动。脾胃虚弱者面色萎黄或青白,精神萎靡,嗜睡露睛,抽搐无力,时作时止,四肢不温,大便稀溏;肝肾阴虚者低热虚烦,手足心热。

[治则] 温中健脾,育阴潜阳,柔肝息风。

[取穴] 主穴:补脾经 500 次,推三关 200 次,补肾经 500 次,揉二马 200 次,揉外劳宫 300 次;配穴:揉小天心 300 次,逆运内八卦 200 次,清四横纹 200 次,清天河水 100 次,捏脊(图 3-52)。

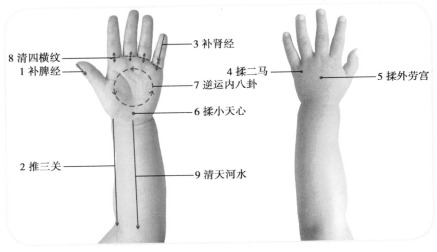

图 3-52

# 第二十四节　汗证(自汗、盗汗)

## 一、表虚不固

[症状] 自汗时出,或伴盗汗,汗出以头颈、胸背明显,动则尤甚,伴神疲乏力,形寒怕冷,四肢欠温,面白体弱,唇舌淡,苔薄白,平时易感冒。

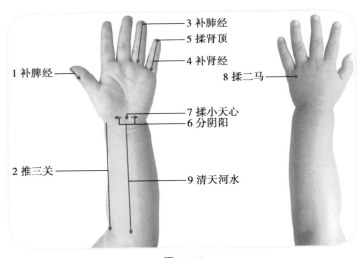

图 3-53

[治则] 益气固表,敛汗止汗。

[取穴] 主穴:补脾经 300 次,推三关 300 次,补肺经 300 次,补肾经 500 次,揉肾顶 500 次,配穴:分阴阳 100 次,揉小天心 300 次,揉二马 200 次,清天河水 100 次,揉肺俞 100 次,揉脾俞 100 次,捏脊(图 3-53)。

## 二、营卫不和

[症状] 以自汗为主,汗出遍身,汗后乏力,头痛发冷,恶风,鼻塞流涕,或时有低热,或无热,精神倦怠,胃纳不佳,舌淡红,苔薄白或白腻。

[治则] 调和营卫。

[取穴] 主穴：揉小天心 300 次，揉乙窝风 300 次，补肾经 500 次，清天河水 100 次，清板门 300 次，补脾经 300 次，揉肾顶 500 次；配穴：分阴阳 200 次，推三关 300 次，清肺经 300 次（图 3-54）。

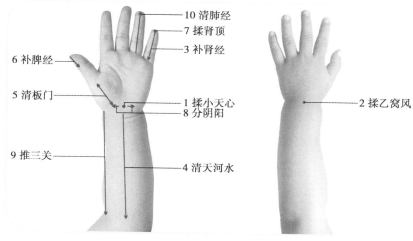

图 3-54

## 三、气阴两虚

[症状] 以盗汗为主，睡中汗出，醒时汗止，常伴自汗，汗出较多，遍身湿润，动则更甚，形寒肢冷，身体消瘦，神萎不振，睡眠少，烦躁易怒，睡中易惊醒，潮热颧红，手足心热，口干唇红，舌红少苔或剥苔。

[治则] 益气养阴固表。

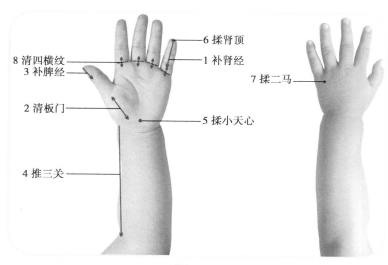

[取穴] 主穴：补肾经 500 次，清板门 300 次，补脾经 300 次，推三关 300 次，揉小天心 300 次，揉肾顶 500 次，配穴：揉二马 200 次，清四横纹 200 次，揉三阴交 100 次，揉涌泉 100 次（图 3-55）。

图 3-55

## 四、脾胃积热

[症状] 自汗、盗汗并见，以额头、心胸、四肢明显，汗出绵绵，口渴口臭，腹胀纳呆，大便不调，睡卧不宁，舌干苔黄。

[治则] 健脾消积，清热导滞。

[取穴] 主穴:清板门500次,清四横纹400次,清天河水100次,揉肾顶500次;配穴:补肾经500次,揉小天心300次,清补脾经500次,清大肠300次,按揉足三里100次(图3-56)。

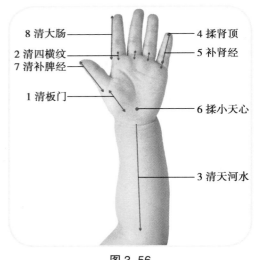

8 清大肠
2 清四横纹
7 清补脾经
1 清板门
4 揉肾顶
5 补肾经
6 揉小天心
3 清天河水

图 3-56

# 第二十五节 脱 肛

脱肛又称直肠脱垂、直肠黏膜脱垂,是指肛管、直肠外翻或脱垂于肛门之外的一种病症,多见于2~4岁的小儿。脱肛日久,肛门松弛不收,易充血肿胀、出血,甚至局部组织坏死,故应尽早治疗。

## 一、气虚脱肛

[症状] 便时脱肛,脱出物呈红色,末端较尖,轻者可自行回纳,重者不能自收,需用手托回。伴有面黄肌瘦,困倦乏力,自汗懒言,食少便溏,舌质淡红,苔薄白。

[治则] 补中益气,升提固脱。

[取穴] 主穴:补脾经700次,补肾经500次,揉外劳宫500次,顺运内八卦300次,补大肠700次;配穴:推三关100次,按百会7次,揉龟尾200次,挤捏神阙,捏脊6次,猿猴摘果10次(图3-57)。

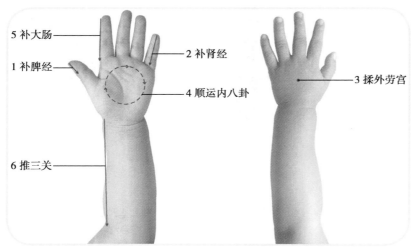

5 补大肠
1 补脾经
6 推三关
2 补肾经
4 顺运内八卦
3 揉外劳宫

[随证加减] 恶心呕吐者顺运内八卦改为逆运内八卦,并加清四横纹;腹泻者加利小肠,推箕门;大便干者补大肠改为清大肠,加清肺经;肺气虚者加补肺经。

图 3-57

## 二、实热翻肛

[症状] 肛门作肿,大便艰难,每排便肛门即翻出,脱出物翻叠不还,色紫红,刺痛瘙痒,甚者黏膜表面水肿糜烂,有少量血性分泌物。伴有面赤口干,大便秘结或热泻,小便黄少,舌红苔黄。

[治则] 清热利湿,通便固肠。

[取穴] 主穴:清四横纹 400 次,清肺经 300 次,退六腑 500 次,泻大肠 300 次;配穴:补肾经 500 次,大清天河水 100 次,推下七节骨 30 次(图 3-58)。

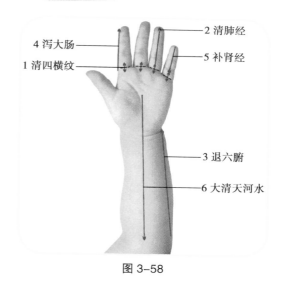

图 3-58

# 第二十六节 尿频(神经性尿频)

## 一、虚证

[症状] 白天小便次数增多,日达数十次,每次尿量较少,质清稀,患儿无明显痛苦,睡眠时尿频症状消失,尿常规化验正常,常伴有面色无华,畏寒怕冷,神疲乏力,少气懒言,食少便溏,动则气喘。

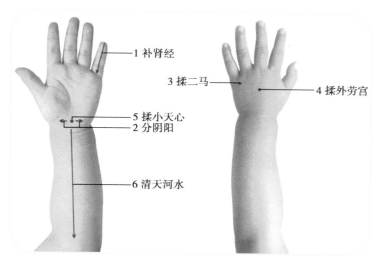

图 3-59

[治则] 温肾壮阳,补脾益气,固摄缩尿。

[取穴] 主穴:补肾经 1000 次,分阴阳 200 次,揉二马 200 次,揉外劳宫 300 次,掐曲骨 7 次,揉三阴交 100 次;配穴:揉小天心 300 次,清天河水 100 次(图 3-59)。

## 二、实证

[症状] 小便次数增多,或难以计数,每次尿量较少,甚至点滴而出,一般患儿无明显痛苦,偶见尿道口微红或尿有热感,尿常规化验正常,常伴有烦躁易怒,睡眠不安,面赤唇红,舌红苔黄腻。

[治则] 清热利湿,通淋利尿。

[取穴] 主穴:补肾经500次,揉小天心300次,利小肠300次,清天河水200次;配穴:揉二马200次,掐曲骨7次,揉三阴交100次(图3-60)。

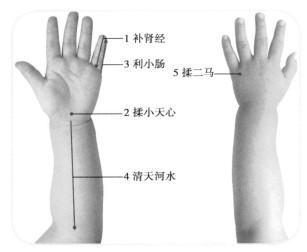

图 3-60

# 第二十七节　遗　　尿

遗尿是指5岁以上的小儿不能自主控制排尿,经常睡中小便自遗,醒后方觉的一种病症。病程往往较长,或反复发作,重者影响患儿的身心健康与生长发育。配合推拿治疗可提高本病的治疗效果。

## 一、肾阳不足

[症状] 睡中小便自遗,醒后方觉,多则一夜数次,小便清长,面色青白,形寒蜷卧,肢凉怕冷,腰酸腿软,舌淡苔白,或智力落后。

[治则] 温补肾阳,固涩小便。

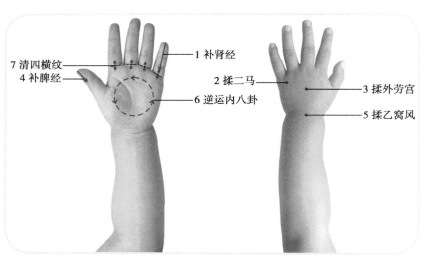

图 3-61

[取穴] 主穴:补肾经1000次,揉二马200次,揉外劳宫300次,掐曲骨7次,揉三阴交100次;配穴:补脾经500次,揉乙窝风300次,逆运内八卦200次,清四横纹200次,挤捏神阙,揉丹田200次,横擦肾俞、八髎,以热为度(图3-61)。

## 二、脾肺气虚

[症状] 多发生在大病之后,睡中遗尿,尿频尿少,面色无华,神疲乏力,少气懒言,食欲不振,大便溏薄,常自汗出,咳嗽气短,易感冒,舌淡苔薄。

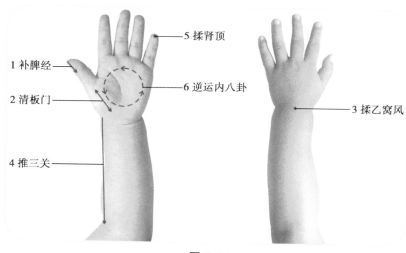

图 3-62

[治则] 健脾益气,固涩小便。

[取穴] 主穴:补脾经700次,清板门300次,揉乙窝风300次,推三关100次,揉肾顶200次;配穴:逆运内八卦200次,掐曲骨7次,摩腹500次,捏脊(图3-62)。

## 三、肝经湿热

[症状] 睡中遗尿,尿少尿黄,尿味腥臊,或尿浑浊,性情急躁,夜间梦语,面赤唇红,目睛红赤,舌红苔黄腻。

[治则] 清泻肝热,利湿固涩。

[取穴] 主穴:补肾经500次,清肝经500次,揉小天心300次,利小肠300次,清天河水100次;配穴:揉三阴交100次,推箕门100次(图3-63)。

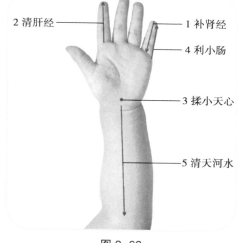

图 3-63

# 第二十八节　先天性肌性斜颈

先天性肌性斜颈是由于一侧胸锁乳突肌挛缩所致头颈部向患侧偏斜,颜面旋向健侧,下颌转向健侧肩部,颈部活动受限的一种病症。早期推拿治疗,疗效良好。1岁后不愈者可手术矫正,若早期得不到合理治疗,部分患儿随年龄增长畸形将逐渐加重,引起面部及头颅不对称,眼裂变小,甚至出现继发性颈胸椎侧弯的代偿性改变,将对患者心理、工作、婚姻带来很大的影响。

[症状] 出生时或出生后2~3周内发现患儿一侧颈部有肿块,大多数在胸锁乳突肌中下部可触及肿块,其大小硬度不一,呈梭形、圆形或椭圆形,有的肿块半年后可消退,而胸锁乳突肌挛缩紧张或呈条索状。患儿头部向患侧偏斜,颜面、下颌转向健侧。颈部旋转或侧屈活动受

限,有些患儿很少甚至不向患侧转头。严重者随年龄增长,可发生脸面、五官、头颅及肩背不对称畸形,甚至出现继发性颈胸椎侧弯的代偿性改变。

[**治则**] 行气活血、散结,理筋解痉为主。

[**手法操作**]

1. 按揉法:仰卧位或侧卧位,肩下垫高,充分暴露患侧胸锁乳突肌。术者一手固定患儿头部,另一手用指端螺纹面按揉患侧胸锁乳突肌的肿块和挛缩部位,手法由轻到重,再由重到轻,用力均匀,力求渗透。可用拇指按揉或并拢的食、中、无名三指按揉。

2. 弹拨提拿法:患儿取平卧位,头悬空,先以拇指按揉胸锁乳突肌及周围,并以垂直肌肉方向弹拨胸锁乳突肌,继以拇指与其他四指对捏提拿胸锁乳突肌,上下来回捻转3~5次,用力宜轻柔。

3. 点穴法:每次取气舍、扶突、天鼎、缺盆,天突、翳风、风池、大椎、肩井穴位中的3~5个穴,交替应用。

4. 推抹桥弓法:沿胸锁乳突肌自胸骨头或锁骨头向乳突端推抹3~5次。

5. 侧扳法:术者一手固定患侧肩部,另一手托住患儿头部做侧屈运动,使患儿健侧耳与脸尽量接近健侧肩部,反复3~10次。

6. 牵拉、旋转法:助手双手固定患儿双肩或双臂,适当配合术者向相反方向用力。术者牵拉患儿胸锁乳突肌,并托住患儿头部做旋转运动,先左右转动头部,再重点将面部及下颌转向患侧肩部,反复3~10次。注意转动的角度及速度,禁止突然用猛力。

7. 擦法:用小鱼际擦患侧面颊、耳廓周围(图3-64)。

8. 结束手法:按揉双肩,提拿肩井。

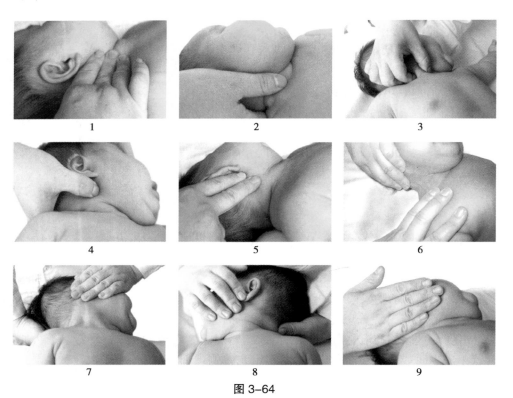

图3-64